AF476336

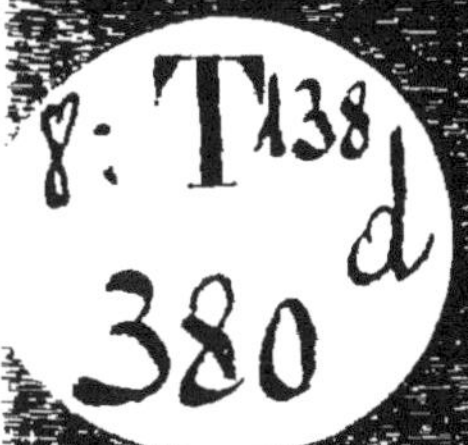
8: T138
d
380

# ÉTUDE

SUR

# L'ALIMENTATION

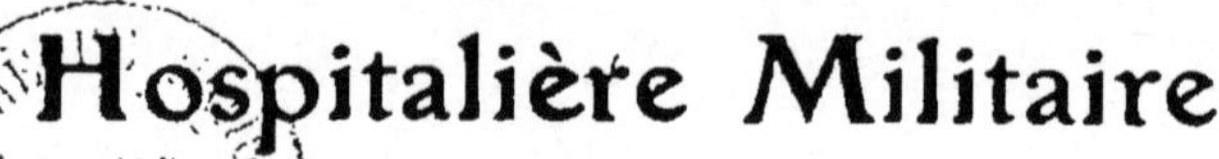

## Hospitalière Militaire

PAR


M. DODINOT

Officier d'Administration de 1re Classe du Service de Santé

Licencié en Droit

Officier d'Académie


---

**Prix : 1 fr.**

*Ce prix est abaissé à* **0** *fr.* **75** *pour toute commande minimum de 10 exemplaires*

SE TROUVE :

Chez l'AUTEUR, à l'Hôpital militaire de Lille (Nord).

Chez HERBIN, Imprimeur à Montluçon (Allier).

—

1912

# PLAN

1°. — Prolégomènes.

2°. — Historique du régime alimentaire hospitalier depuis le XVIIIe siècle.

3°. — Etude du système à l'essai pendant les années 1907 à 1910.

(a). — Bases du système.

(b). — Examen des mesures adoptées par le Ministre de 1907 à 1910.

(c). — Résultats pratiques obtenus dans un hôpital militaire.

4°. — Fonctionnement possible d'une masse d'alimentation dans les hôpitaux militaires.

---

*" Le passé aide à connaître le présent et à préparer l'avenir ".*

# PROLÉGOMÈNES

## A. — DU RÉGIME ALIMENTAIRE D'UN MALADE EN GÉNÉRAL.

Il est un principe qui domine l'alimentation des malades et qui ne paraît point sujet à controverse : c'est qu'il importe de donner à chaque malade les aliments et les boissons qui sont le plus aptes à faciliter et hâter sa guérison.

De ce principe découle la nécessité de laisser toute liberté au médecin en ce qui concerne la nature, le nombre et la quotité des aliments et des boissons à délivrer.

Il ne s'agit pas, en l'espèce, d'une liberté arbitraire ; le médecin ne prescrit pas au hasard ; il se soumet obligatoirement à certaines règles.

La prescription résulte parfois de la maladie même ; il ne peut être question, dans ce cas, d'initiative de la part du médecin au point de vue alimentaire. C'est ainsi que certaines affections nécessitent la diète absolue, d'autres la diète lactée, d'autres enfin la diète alimentaire.

La liberté du médecin n'entre effectivement en jeu qu'à partir du moment où le malade peut prendre des aliments ordinaires, et, dans ce cas encore, cette liberté est relative : il faut nécessairement que les aliments (a) conviennent aux malades et (b) que leur achat soit possible.

(a) La convenance de l'aliment est conditionnée par l'état du malade et par la manière habituelle de vivre de l'homme en santé. A un même état morbide ne correspondent pas des prescriptions identiques pour des individus dont l'alimentation, en temps normal, est sensiblement différente.

(b) L'achat de l'aliment est soumis à deux conditions : 1° cet aliment doit exister sur le marché ; 2° l'aliment existant, le malade doit pouvoir se le procurer.

Cette dernière condition est en relation intime avec l'état de fortune du malade ou de sa famille.

Dans la pratique, le médecin s'enquiert de l'alimentation habituelle de la famille, et, par suite de ses ressources ; il suppute la somme de sacrifices qu'elle peut s'imposer ; il donne ensuite des conseils, des avis.

D'après ces conseils et ces avis, le chef de famille règle ses achats, arrête le menu.

## B. — DU RÉGIME ALIMENTAIRE DES MILITAIRES MALADES.

Les principes ci-dessus trouvent leur application dans le régime alimentaire hospitalier militaire.

La liberté du médecin traitant en matière alimentaire a toujours été reconnue dans les hôpitaux militaires.

Elle est formulée, comme suit, dans le règlement de 1747 (titre V) : « Attendu qu'il n'appartient qu'au médecin et au chirurgien-major de régler les médicaments *et le régime* des malades ou blessés, chacun en ce qui le concerne, défend sa Majesté, à toutes personnes, même aux officiers de ses troupes, de s'opposer à l'exécution de leurs ordonnances ».

Les frais de traitement du malade militaire sont à la charge de l'Etat ; en d'autres termes, la famille du militaire est la Nation, laquelle est personnifiée par ses représentants. C'est à ces derniers qu'il appartient de déterminer, en dernier ressort, les sacrifices que la Nation entend s'imposer pour le traitement des malades qui sont à sa charge.

Suivant les circonstances, l'Etat se comporte, tantôt comme les familles les plus opulentes, tantôt comme celles qui ne font face à leurs affaires que par un labeur constant. En outre, la gestion des deniers de la Nation étant confiée à des mandataires, l'Etat doit édicter des règles, en vue de s'assurer que ces mandataires donnent aux ressources qui leur sont confiées la destination pour laquelle ces ressources ont été créées. (a)

Pour l'application de ces règles, des propositions sont faites par le Corps médical (Comité technique de

---

(a) « Le service des hôpitaux ne veut ni parcimonie, ni déprédation. La République ne veut rien épargner pour le rétablissement de ses défenseurs, mais elle entend que toutes les dépenses qu'elle y destine tournent véritablement à leur avantage ». Instruction de Ventôse, an III (J. M. an III, page 743).

Santé) ; le pouvoir exécutif, agent d'exécution de la Nation, personnifié par le Ministre de la Guerre, détermine le régime alimentaire des hôpitaux et la Nation (pouvoir législatif) donne vie à ce régime par le vote des crédits nécessaires à son fonctionnement.

---

# HISTORIQUE DU RÉGIME ALIMENTAIRE HOSPITALIER DEPUIS LE XVIIIe SIÈCLE

Avant 1789, le système de l'entreprise s'étendait à toutes les branches de l'administration militaire ; l'administration des troupes était à l'entreprise ; l'entrepreneur, dans chaque régiment, était le colonel ; l'administration des hôpitaux était à l'entreprise ; l'entrepreneur, non militaire, exerçait cette entreprise par lui-même ou par ses agents (directeurs).

Le marché passé avec l'entrepreneur fixait le prix à payer par journée de malade ; il concernait toujours l'alimentation. (1)

Le règlement, auquel renvoyait le marché, indiquait les quantités de chaque aliment que devait obligatoirement livrer l'entrepreneur.

Le règlement de 1747 par l'étude duquel commence le présent historique, renferme de nombreuses dispositions pratiques dont quelques-unes ont subsisté jusqu'à nos jours.

Le régime alimentaire fait l'objet du titre VII.

Le règlement n'innove pas en cette matière ; il ne fait que reproduire les dispositions appliquées antérieurement.

---

(1) « La fourniture des objets de couchage, du linge de corps, etc.., pouvait incomber à l'entrepreneur, mais elle pouvait aussi être assurée au compte du roi ». Règlement de 1747.

*Malades au régime ordinaire (soldats).*

« La portion d'aliments, pour chaque malade ou blessé, sera, comme elle a toujours été, par jour :

(a) D'une livre de viande, poids de marc, 2/3 de bœuf et l'autre 1/3 de veau ou de mouton, laquelle, bien cuite et sans os, reviendra à 10 onces ; (1)

(b) De 24 onces de pain entre le bis et blanc, aussi poids de marc, de pur froment, ou de 20 onces de pain blanc, au choix du médecin et du chirurgien-major dans chaque hôpital ;

(c) D'une chopine (2), mesure de Paris, de vin blanc ou rouge ;

(d) Du sel et du vinaigre nécessaires ».

*Malades ayant besoin de prescriptions spéciales (légers aliments).*

« Il sera aussi fourni par les entrepreneurs des œufs dans les bouillons, des œufs frais, de la panade, du lait, de la bouillie, du riz et des pruneaux ; de la tisane commune pour les boissons ordinaires, mais dans le cas seulement où ces aliments auront été ordonnés comme régime par les médecins et chirurgiens, attendu que lesdites denrées ne font pas partie de la portion ordinaire ».

*Officiers.*— « A l'égard des officiers, il leur sera fourni le double en valeur ainsi qu'il sera plus particuliè-

(1) 1 once égale 31 gr. 25. (16 onces par livre).
(2) 1 chopine égale 0 l. 47.

rement réglé par l'Intendant du département, eu égard au prix des denrées et à la qualité de celles que le pays produit dans le lieu où chaque hôpital sera situé. »

### *Caractéristiques du régime alimentaire hospitalier en 1747.*

1° *Sous-officiers, caporaux et soldats.* — Les sous-officiers, les caporaux et les soldats placés au régime ordinaire reçoivent tous les mêmes allocations ; ces allocations représentent le maximum de la dépense consentie par l'Etat pour l'alimentation de chacun des malades.

Les hommes dont l'état de santé réclame des prescriptions particulières reçoivent des aliments dont la valeur est inférieure à celles de la portion ordinaire ; le médecin choisit les aliments, mais son choix ne peut porter que sur des aliments dont la liste figure dans le règlement : bouillons avec œufs, bouillie, panade, œufs, riz, pruneaux, lait, et comme boisson : tisane commune.

2° *Officiers.* — Le médecin a toute liberté quant à la nature des aliments et à leur quotité ; il n'est limité qu'au point de vue de la valeur : un officier au régime ordinaire reçoit des aliments dans la limite du ***double en valeur*** de la ration ordinaire du soldat.

En résumé :

(a) Le médecin a seul le droit de prescrire le régime ;

(b) La liberté du médecin est réglementée ;

(c) La composition des régimes est en rapport avec l'alimentation ordinaire des militaires en santé ;

(d) Le régime ordinaire ne comprend qu'une seule série de taux d'allocations ;

(e) Le règlement prévoit des allocations en nature tarifées pour les hommes de troupe et des allocations en valeur pour les officiers.

## Ordonnance du 2 mai 1781.

L'ordonnance du 2 mai 1781 « portant règlement concernant les hôpitaux militaires » ne modifie point le régime alimentaire ; on y trouve des prescriptions de détail pour les allocations aux officiers et les allocations aux malades qui ne reçoivent pas la portion ordinaire :

« Les médecins et chirurgiens régleront avec le commissaire des guerres ce qui devra être mis de viande à la marmite pour les officiers ainsi que les légers aliments, de manière que le Directeur de l'hôpital puisse connaître, d'après les feuilles de visite, ce qu'il devra donner aux officiers.

« Lorsque le bouillon gras sera nuisible à quelques malades, les médecins et chirurgiens remettront au Contrôleur, la veille, l'état des malades auxquels ils auront substitué un autre régime, afin qu'il en prévienne le Directeur, lequel sera dispensé de fournir la viande. Il y suppléera par la fourniture de ce qui aura été prescrit ».

## Règlement du 1er septembre 1788.

Le règlement du 1er septembre 1788 « sur les détails intérieurs des hôpitaux militaires » pose la règle de fractionnement de la portion qui a été conservée jusqu'à nos jours.

Le médecin suit de plus près les besoins individuels : la portion ordinaire de 1747 représente toujours le maximum des prescriptions possibles ; mais le médecin, d'après l'appétit des malades, peut allouer les 3/4, la 1/2 ou le 1/4 de la portion.

Ces diverses allocations constituent le « régime animal » composé de viande et du bouillon fait avec la viande.

Les « légers aliments » des règlements antérieurs font partie, à l'exception du bouillon gras, du « régime végétal » lequel comprend des bouillons maigres, des purées de pois et de fèves, du riz, des œufs, des épinards, de l'oseille.

A côté de ces régimes, qui existaient sous d'autres noms, en apparaît un nouveau, le « régime mixte », composé de viande et de légumes. En dehors de la viande, on y trouve « des œufs, des pruneaux, du riz et d'autres végétaux au gras ».

## PÉRIODE DE LA RÉVOLUTION ET DE L'EMPIRE.

Les modifications subies par la réglementation hospitalière pendant la période révolutionnaire et le premier Empire, concernent presque exclusivement le mode de gestion ; elle a été maintenue dans ses autres dispositions. Le règlement de 1747 était, d'ailleurs, considéré, au point de vue administratif militaire « comme ce qu'il y a de mieux dans cette partie ». (1)

L'étude des nombreux textes parus sur l'administration des hôpitaux pendant la Révolution et l'Empire, et plus spécialement entre 1791 et 1806, peut avoir une certaine utilité pour l'examen des principes d'organisation d'une masse d'hôpital ; elle ne présente que peu d'intérêt pour le fonctionnement du service d'alimentation proprement dit.

Ce service est assuré d'après les dispositions combinées et quelque peu améliorées des règlements de 1747 et de 1788. Voici comment il est organisé dans l'arrêté du 24 thermidor an VIII (août 1800).

La portion ordinaire entière comprend : 0 kg. 500 de viande ; 0 k. 800 de pain ; 0 lit. 50 de vin.

« Les prescriptions d'aliments ordinaires sont toujours établies par portion entière, 3/4, 1/2 et 1/4 de portion ».

Les aliments extraordinaires connus dans les Hôpitaux sous le titre de « légers aliments » consisteront en œufs, pruneaux... (Voir règlement de 1788). L'innovation suivante est apportée : « les aliments extraordinaires pourront être ordonnés par supplément, *en une espèce seulement*, aux malades qui, étant au régime gras, seront à la 1/2 portion et au-dessous, les panades et riz au gras tenant alors lieu de soupe, attendu que la portion de bouillon de ces malades y est employée.

---

(1) Journal Militaire. Supplément de 1789 à l'an XIII (page XIII).

A l'égard des malades qui seront au régime végétal, les officiers de Santé pourront ordonner ces légers aliments en 2 espèces.

Pour la préparation des légers aliments, on emploiera : pour une panade : 50 gr. de pain ; pour une bouillie : 30 gr. de farine (plus 0 lit. 25 de lait dans une bouillie au lait ) ; riz au gras : 50 gr. de riz ; riz au lait : 50 gr. de riz, plus 0 lit. 25 de lait ; lait simple : 0 lit. 25 ; pruneaux : 60 gr. de pruneaux.

Les officiers de Santé pourront, ainsi qu'il est d'usage pour les aliments ordinaires, réduire les quantités ci-dessus exprimées en les divisant, lors de leurs visites, en portion entière, 3/4, 1/2 et 1/4 de portion. »

*Observations diverses.* — L'arrêté du 24 thermidor an VIII conserve les divisions en régimes ainsi que les dénominations adoptées avant 1789.

Le régime gras est toujours composé de viande et du bouillon fait avec la viande.

Ce régime, contrairement aux errements anciens, peut être modifié, à partir de la 1/2 portion : le médecin est libre d'ordonner, pour les malades à cette portion et au 1/4 de portion, un léger aliment. Ce léger aliment est prescrit *en supplément*, ce qui permet de maintenir l'expression « régime gras » bien qu'en fait, ce soit là un régime mixte.

Le régime végétal est plus varié puisque 2 aliments peuvent être prescrits aux malades à ce régime. D'autre part, les taux des denrées entrant dans la composition des légers aliments sont déterminés par le règlement et les médecins ont toute latitude pour réduire ces taux en les divisant en 3/4, 1/2 et 1/4 de portion.

On voit, par ce qui précède, que le régime alimentaire s'améliore ; mais, qu'en même temps, la liberté du médecin, tout en ayant un champ plus vaste, se réglemente de plus en plus.

## LE RÉGIME ALIMENTAIRE DE 1814 à 1907.

### Règlement du 1er avril 1831.

Ce règlement, tout en reproduisant les dispositions essentielles de l'arrêté du 24 thermidor an VIII, apporte de profondes modifications au régime alimentaire par l'adoption du principe des " substitutions " et la délimitation précise du " régime des diètes ".

Le régime alimentaire se compose d'aliments ordinaires, de légumes secs et d'aliments légers, conformément à un *tarif* joint au règlement.

*Aliments ordinaires.* — Les aliments ordinaires sont le pain, la viande et le vin. (C'est la portion ordinaire du règlement de 1747).

*Légumes.* — Les légumes comprennent :

1° Les légumes frais (tels que pommes de terre, navets, carottes, haricots, pois, épinards et autres *légumes de la saison*).

2° Les légumes secs (tels que lentilles, pois et haricots).

*Aliments légers.* — Les aliments légers consistent en riz, vermicelle, pâtes féculentes, bouillies, panades, pommes cuites, œufs et lait.

*Prescriptions.* — Le pain et la viande sont prescrits par portion, 3/4, 1/2 et 1/4 de portion.

Le vin est *prescrit séparément* et indépendamment de tout autre aliment, par portion, 3/4, 1/2 et 1/4 de portion (il y a là réaction contre la réglementation imposée au médecin).

Les légumes et les aliments légers sont prescrits par portion et demi-portion (2 taux au lieu de 4 prévus par l'arrêté de l'an VIII ; ces 2 taux existent encore aujourd'hui).

*Principe des substitutions.* — Les aliments indiqués au tarif sont prescrits soit simultanément, soit en remplacement les uns des autres, d'après les règles ci-après :

Il y a 3 régimes alimentaires : le régime gras, le régime maigre et la diète.

*Régime gras.* — Ce régime est composé avec les aliments ordinaires (viande, pain et vin). Les médecins peuvent y *ajouter* un aliment léger, mais seulement pour les malades à la 1/2, au 1/4 de portion et aux soupes (c'est l'origine du petit régime actuel).

Au repas du soir, on peut combiner la viande et les légumes de la manière suivante pour la portion entière et les 3/4 de portion :

Portion entière : 1 légume et moitié de la viande.

3/4 de portion : 1 légume et 3/8 du taux de la viande.

} Origine du grand régime actuel.

*Régime maigre.* — Le régime maigre comprend du

bouillon maigre ou de la soupe maigre, des légumes au maigre et un aliment léger.

*Diètes.* — Le régime des diètes exclut tout aliment solide.

Les malades reçoivent le nombre de bouillons gras jugés nécessaires et comptent pour les quantités de viande à mettre à la marmite.

### Règlement provisoire du 31 aout 1865 sur le service de santé.

Le rapide développement des moyens de communication sur terre et sur mer eut pour effet, à partir de 1840 environ, de diffuser les produits d'alimentation, et, par contrecoup, d'en accroître la production.

Les facilités de transport amenèrent une diminution des prix et tel aliment, considéré auparavant comme aliment de luxe, figura dans le menu des ménages les plus modestes.

Le régime alimentaire hospitalier ne répond plus aux besoins. Le régime gras, composé uniquement de viande bouillie à chaque repas, paraît d'une fâcheuse monotonie.

Aucune viande rôtie n'est prescrite ; la volaille et le poisson sont inconnus.

Quant au régime maigre, les aliments qui le composent sont limitativement énumérés.

C'est alors qu'intervint le règlement du 31 août 1865.

Le nouveau projet du régime alimentaire (règlement, page 365) a pour but de *varier* la nourriture des malades, d'étendre aux sous-officiers et soldats la prescription des viandes rôties, grillées ou apprêtées, de la volaille, du poisson, des confitures, des biscuits, des aliments particuliers pour les officiers, dont ils étaient privés ou dont la distribution était soumise à des restrictions gênantes.

L'économie du nouveau régime repose entièrement sur la consommation de la viande.

Il ne sera plus fait de bouillon gras qu'une fois par jour. Celui qui restera libre après la distribution sera conservé pour être distribué aux malades à la diète de pain et au repas pour lequel il n'est fait que du bouillon maigre.

A côté du régime gras, vient se placer un régime mixte, comprenant à la fois un bouillon ou un potage au maigre et de la *viande rôtie*. Ce régime est commun à tous les malades auxquels il est distribué des aliments solides.

Le petit déjeuner apparaît : le chocolat, le café au lait et même un potage peuvent être distribués avant la visite du matin, sur la prescription du médecin-traitant. Cet aliment *remplace* l'un de ceux qui sont prescrits pour le repas de 10 heures.

### *Application des dispositions ci-dessus.*

La nomenclature des aliments dont se compose le régime alimentaire est annexée au règlement.

Les prescriptions, au lieu d'être par portion entière, 3/4, 1/2 et 1/4 de portion, sont par portion ou par multiple de portion. La portion correspond à la plus petite prescription et est exprimée par 1. Les autres prescriptions sont dénommées 2, 3 et 4 portions.

Les boissons sont prescrites séparément et peuvent être données aux hommes à la diète absolue.

Le médecin en chef et l'officier-comptable se concertent sur la nature des aliments à prescrire en choisissant, autant que possible, ceux qui abondent le plus sur le marché.

### Classification des Aliments.

1° *Aliments ordinaires.* — Ces aliments comprennent ceux qui peuvent être prescrits dans toutes les positions à l'exception de la diète de pain qui ne peut recevoir que du bouillon : pain ; viande ; légumes frais (pommes de terre, choux, carottes) ; légumes secs (haricots, pois, lentilles) ; macaroni.

2° *Aliments légers.* — Ces aliments sont divisés en deux catégories :

1re catégorie : aliments qui peuvent être prescrits à tous les malades à 2 portions et au-dessous (œufs, poissons, pruneaux, raisins, cerises, groseilles, dattes, oranges, pommes, confitures, biscuits, œufs au lait, chocolat, salade).

2e catégorie ; aliments qui peuvent être prescrits aux malades à 1 portion : poulets, canards, dindons, pigeons.

3° *Aliments particuliers.* — Ces aliments, destinés aux officiers, peuvent être exceptionnellement prescrits aux sous-officiers et soldats : légumes frais (pois, fèves, haricots, choux-fleurs, asperges, épinards, artichauts) ; fruits (pêches, abricots, fraises, framboises).

*Tarif des allocations.* — Les tarifs des allocations sous ce régime sont fort compliqués par suite de l'existence de « variétés » à côté des régimes ordinaires, et de la distinction faite entre les " quantités à distribuer " et celles " à allouer ".

*Infirmiers Militaires.* — Le régime des Infirmiers nourris à la dépense doit être mentionné : c'est un régime régulateur à partir de 1865 ; il permet d'obtenir les bouillons gras prescrits aux malades tout en ne distribuant du bœuf bouilli qu'une fois par jour.

*Officiers.* — Les officiers reçoivent les mêmes aliments que les sous-officiers et les soldats, mais il peut leur être accordé *en plus*, soit le maximum de la plus forte prescription qui puisse être faite du même aliment ou de la même boisson, soit, dans le cas de prescription de 2 aliments légers ou de 2 boissons alimentaires différents, la moitié, pour chaque aliment ou boisson, du maximum de la prescription possible.

Ex : *1er cas.* — Prescriptions de 4 portions du régime ordinaire : quantité qui peut être accordée aux hommes de troupe, et 0 k. 140 de viande.

*2e cas.* — Prescription de 2 aliments légers : œufs et poisson ; et, en plus, la moitié du maximum de chacun de ces aliments.

*Observations diverses.* — Le règlement de 1865 marque un réel progrès au point de vue alimentaire. Il améliore le régime ordinaire par la substitution à l'un des repas de la journée d'une viande rôtie au bœuf bouilli et par l'allocation possible d'un plat de légumes ordinaires et d'une ration de viande de 0 k. 070 à la place de la ration de viande de 0 k. 140.

L'amélioration est encore plus manifeste pour les malades à 2 portions et au-dessous. Ces malades peuvent recevoir des aliments fins qui jusque-là n'étaient alloués qu'aux officiers.

Cette amélioration est, toutefois, soumise à de nombreuses restrictions : 1° les aliments particuliers (légumes frais : pois, fèves, haricots, choux-fleurs, etc...) ne doivent être *qu'exceptionnellement* prescrits ; 2° les malades à 1 portion peuvent seuls recevoir les aliments légers de la 2e catégorie (poulets, canards, etc...).

De plus, la complexité de la comptabilité annihile en partie les divers avantages énumérés ci-dessus. Cette comptabilité est si touffue qu'elle exige l'emploi d'un personnel nombreux et exercé, et qu'elle absorbe l'activité des officiers chargés du service. Les erreurs sont difficiles à éviter et un contrôle minutieux ne permet pas toujours de les redresser.

## Décret du 28 décembre 1883 portant règlement sur le service de santé.

Ce décret conserve les grandes lignes du règlement de 1865 et n'apporte que des améliorations de détail au régime alimentaire.

Les malades sont placés à la diète absolue, au régime maigre, au régime gras ou au régime mixte.

La nature du régime est basée sur l'allocation de la viande, qu'elle soit consommée ou non par les malades.

Le matin, le régime est maigre ou mixte.

Le soir, le régime est maigre ou gras.

Le régime maigre est toujours prescrit pour les deux repas.

Le régime mixte du matin est gras le soir.

Le malade est au régime maigre lorsqu'il perçoit tout autre aliment que de la viande ou du bouillon gras.

Le régime ordinaire du soldat se compose au maximum, outre le pain et la soupe, de 4 portions portant sur un ou deux aliments.

Les sous-officiers ont un dessert à 2 portions en plus.

Les officiers reçoivent la plus forte prescription faite au soldat, et, à titre de supplément :

1° pain à une portion ;

2° deux aliments légers ou particuliers à quatre portions, ou quatre aliments légers ou particuliers à deux portions ;

3° fromage à deux portions ;

4° du vin.

Les officiers supérieurs reçoivent en outre un aliment léger ou particulier en plus.

La viande est distribuée rôtie ou en ragoût le matin et *bouillie* le soir ; seules, les côtelettes, qui ne se donnent qu'à un malade sur dix, sont distribuées le matin et le soir aux malades à une portion ; elles sont prélevées sur la viande à mettre à la marmite le soir.

« Les médecins-traitants devront se renfermer dans les proportions ci-dessus indiquées, afin d'obtenir un bouillon suffisamment substantiel.

On n'a pas cru devoir abandonner cette fixation de 1/10, l'expérience a permis de constater qu'elle était suffisante »

L'intervention du Directeur du Service de Santé est prévue pour les dérogations urgentes au tarif ; le Médecin-Chef a lui-même le droit de prescrire, en cas de nécessité, une alimentation particulière à un malade.

### Décret du 23 novembre 1889 portant règlement sur le service de santé a l'intérieur.

Bien que le règlement de 1883 n'eût pas modifié les dispositions du décret de 1865 relatives au régime alimentaire, l'amélioration de ce régime était désirée depuis longtemps déjà.

Deux grands faits dominent la question.

A. — Le développement du bien-être matériel s'accentue de plus en plus ; les routes, les chemins de fer sillonnent le pays ; la navigation à vapeur rapproche en quelque sorte toutes les nations du globe ; les produits des deux Amériques ainsi que ceux de l'Inde abondent sur nos marchés et font concurrence à nos produits nationaux. L'agriculture et l'industrie se transforment ; chaque région se spécialise et multiplie sa production particulière ; les prix de revient diminuent.

La masse de la population tend vers une alimentation *uniformément améliorée*.

B. — Après les désastres de 1870, le principe de la Nation armée est posé. La loi de 1872 en fait une application partielle.

L'alimentation à la caserne se modifie pour se rapprocher des conditions habituelles de vivre des hommes avant leur incorporation. Le progrès est tel que bientôt le régime de l'ordinaire est plus varié que celui de l'hôpital.

Le décret de 1889 essaie de rétablir l'équilibre.

La réforme du régime alimentaire hospitalier fut même tentée à ce moment sur des bases telles que si le succès de l'essai eût été complet, l'effort nouveau actuel n'aurait pas eu de raison d'être.

Le projet constate que « le régime de 1865 est basé sur l'allocation de viande, *qu'elle soit ou non consommée par les malades* ; il en résulte des excédents de viande bouillie que l'on est obligé de faire consommer à la place de légumes par certains malades ou par les infirmiers (v. p. 21). Cette substitution aux légumes revient parfois fréquemment et donne chaque fois une ration alimentaire dont la composition a cessé d'être rationnelle ».

On propose, pour remédier à cet état de choses, de laisser toute latitude aux Médecins-Chefs et aux Comptables pour varier le régime selon qu'ils le jugeront utile ; ils ne devront plus se laisser guider que par les ressources locales, l'économie dans les achats et par les préférences des malades.

La fixation d'un tarif moyen applicable à tous les malades du régime ordinaire fut envisagée : c'était l'adaptation aux hôpitaux du règlement du 23 Octobre 1887 sur la gestion des ordinaires de la troupe (c'était aussi le retour au règlement de 1747).

Cette méthode fut abandonnée, avant essai, par crainte de contestations entre les malades dont les besoins ne sont pas identiques ; on maintint la graduation du régime antérieur qui fait la part de chaque malade.

La dénomination de " degré " est substituée à celle de " portion ". Cette dernière avait une double acception ; elle s'appliquait à la fois au *régime* et à la *quantité* d'aliments alloués (v p. 23).

On décide la suppression, dans les allocations, de décimales qui compliquaient les écritures (pain à 3 portions : 0 k. 2475 ; légumes à 2 portions : 0 litre 165) et, comme conséquence, la suppression des anciens ustensiles pour poids et mesures pour le pain et les légumes.

L'allocation des corps gras par aliment prescrit est remplacée par une allocation par tête et par jour.

L'innovation capitale, de laquelle dépend le succès de la réforme, consiste dans une large application du principe des substitutions.

Un aliment peut être remplacé par un autre, au choix du médecin, à la condition que le prix du plat donné en substitution soit *sensiblement* égal à celui du plat remplacé.

*Résultats obtenus.* — L'examen des tarifs d'allocations joints à la notice n° 17 du réglement de 1889 fait ressortir le succès complet de l'essai pour l'alimentation des malades au petit régime : les distinctions entre aliments ordinaires, aliments légers (avec subdivision en 2 catégories) et aliments particuliers ont disparu ; les malades au petit régime *reçoivent 2 de ces aliments au choix du médecin*. Le § 6 de la notice paraît bien, il est vrai, restreindre la liberté du médecin traitant par l'organisation d'un menu commun appliqué à tous les malades auxquels une alimentation différente n'est pas absolument nécessaire, mais cette limitation est plus apparente que réelle et s'impose dans l'intérêt même des malades : la diminution du nombre des plats permet d'obtenir une meilleure préparation culinaire.

Le petit régime actuel est-il encore susceptible d'améliorations ? On est tenté de répondre par la négative ; la quantité et la variété existent dans de bonnes conditions : augmenter la quantité d'aliments ne paraît point utile pour des malades au petit régime ; quant à la variété, elle semble suffisamment étendue pour permettre de satisfaire tous les besoins. Tout au plus est-il permis de souhaiter l'allocation d'un dessert en supplément ainsi que l'allocation, comme boissons, des vins fins de Bourgogne et de Bordeaux.

*Grand Régime*. — L'amélioration du petit régime n'a pu être obtenue qu'en sacrifiant le grand régime. Succès d'un côté, échec de l'autre, telle est la caractéristique de la réforme de 1889. La notice du 19 novembre 1906 pour l'expérimentation d'un nouveau mode d'alimentation le constate en ces termes (p. 2) : « Sur le premier point (variété des régimes), la question budgétaire est venue limiter au petit régime les bons effets de l'innovation tentée en 1889 ».

Les aliments qui entrent normalement dans la

composition des menus du grand régime ne sont autres que les « aliments ordinaires » du décret de 1865 :

Pain ; viande (bœuf, veau, mouton) ; légumes frais (pommes de terre, choux, carottes) ; légumes secs (haricots, pois, lentilles) ; macaroni. Les substitutions sont permises ; elles sont même désirées ; mais comment substituer des aliments fins ou des aliments de choix aux aliments communs du grand régime, sous la condition *formelle* (a) de prix équivalents ?

Ce résultat n'est pas pour surprendre si l'on observe que le régime alimentaire de 1889 est basé sur des allocations en nature tarifées, c'est-à-dire sur les mêmes principes que les régimes antérieurs. Dans ces conditions, une amélioration générale doit se traduire forcément par une augmentation importante des dépenses au moment où l'amélioration se réalise.

---

(a) Voir notice n° 17. Lors de l'essai, il n'était question que de prix *sensiblement* équivalents (v. p. 26).

## ÉTUDE DU SYSTÈME ALIMENTAIRE A L'ESSAI PENDANT LES ANNÉES 1907 A 1910.

### (a) Bases du système.

A peine appliqué, le grand régime du décret de 1889 fit naître des plaintes nombreuses de la part des malades et plus spécialement de la part des infirmiers militaires. Parmi ces derniers, les caporaux et les soldats acceptèrent avec plaisir, d'être soumis, à partir de 1891, au régime de l'ordinaire des corps de troupe. Depuis cette époque, le bœuf bouilli resta le lot quotidien des malades au grand régime et des sous-officiers infirmiers.

Les plaintes devinrent plus vives lorsqu'en 1905 fut créé un service d'alimentation dans les corps de troupe et que l'allocation de la prime de viande fut basée sur une ration de 320 grammes au lieu de l'ancienne ration de 300 grammes, laquelle correspond à la ration du grand régime à 4 degrés des hôpitaux militaires.

La question se posa de savoir si l'amélioration apportée à l'ordinaire n'entraînait pas, par voie de conséquence, une modification du régime des infirmiers nourris aux vivres de l'Hôpital. C'était la comparaison à faire entre le régime de l'ordinaire et le grand régime à 4 degrés des hôpitaux.

Cette comparaison fut prescrite par dépêche du 16 décembre 1905. Elle parut à tel point à l'avantage de l'ordinaire que le Ministre, à la date du 27 mars 1906, envisagea la modification du mode de gestion alimentaire hospitalier.

« Il ressort de l'examen des divers rapports qui me sont parvenus (en exécution de la dépêche du 16 décembre 1905) que, d'une façon générale, le prix de revient de la journée d'alimentation à l'Hôpital dépasse, d'une manière appréciable, celui de la journée d'alimentation à l'ordinaire.

La qualité supérieure des aliments consommés à l'Hôpital explique en partie cette différence, mais ne la justifie pas entièrement.

D'autre part, les 2 régimes comparés offrent sensiblement les mêmes avantages au point de vue de la quantité, mais en ce qui concerne la variété, la comparaison est en faveur de l'ordinaire.

Dans ces conditions, il apparaît qu'en admettant l'égalité de ressources, la méthode adoptée dans le service des ordinaires est nettement supérieure à celle suivie dans le régime hospitalier.

La question primitivement posée se trouve ainsi élargie et il s'agit à présent d'examiner quelles modifications pourraient être apportées à la notice N° 17 annexée au Règlement sur le Service de Santé pour obtenir une meilleure utilisation de la totalité des crédits affectés à l'alimentation des malades et à celle des infirmiers nourris aux vivres d'hôpital ».

Ainsi est née une nouvelle tentative d'amélioration du régime alimentaire. La réforme doit être autre chose qu'une réforme de tarifs puisque toute amélioration dans ce sens entraîne une dépense supplémentaire appréciable. Elle sera avant tout une transformation du mode de gestion. Le Ministre appliquera avant la lettre les prescriptions de la circulaire du 9 Février 1907 : « Tirer le maximum d'effet utile de ressources déterminées qu'on n'est pas maître d'accroître à son gré ».

La réforme projetée est ainsi placée sur le terrain économique.

Des deux facteurs économiques, Capital et Travail, le premier (Capital) doit rester ce qu'il était antérieurement (ressources budgétaires déterminées) ; c'est donc par les éléments qui constituent le second facteur (Travail) que l'on doit chercher à améliorer l'alimentation.

Tous les personnels appelés à coopérer à l'achat, à la préparation et à la répartition des aliments devront concourir, par des méthodes nouvelles, au résultat économique suivant : obtenir avec la même quantité d'une marchandise donnée (monnaie), des mets plus variés et plus abondants que par le passé, sans diminution dans leur qualité.

A vrai dire, il n'y a là rien qui n'ait été conseillé

dans les règlements et quel que soit le mode d'alimentation suivi, il est du devoir de ceux qui utilisent des fonds appartenant à l'Etat de n'employer ces fonds qu'avec la plus stricte économie et, par suite, avec le maximum de rendement.

C'est une vérité banale, mais, outre la probité administrative(1) qui est une, il y a le zèle qui a des degrés, l'initiative qui a des bornes, le but à atteindre qui apparaît plus ou moins lointain... il y a aussi l'opinion que chaque Agent administratif se fait de la sanction donnée à son zèle, à ses efforts, à son dévouement à la chose publique. Si l'Etat réprimande et ne récompense pas, ou si, récompensant, il n'apprécie pas comme il convient l'effort, alors le zèle diminue, le service périclite et devient onéreux tout en étant assuré suivant les prescriptions des textes.

Sans nous appesantir davantage sur ce point, remarquons l'effet bienfaisant de l'initiative dans le fonctionnement des ordinaires des corps. Or, dans les hôpitaux, de quels efforts le personnel n'est-il pas capable, s'il sait que les économies provenant de son initiative et de son travail seront utilisées en entier à l'amélioration du bien-être du malade lui-même ?

C'est bien sur l'initiative accordée à ses subordonnés que le Ministre fonde l'espoir d'obtenir l'amélioration du régime alimentaire hospitalier.

---

(1) Indépendamment de la probité ordinaire, il y a les probités professionnelles. Voir ce que l'on doit entendre par la probité administrative : (Circulaire du 18 décembre 1906. Vol. 64 E. M. p. 26).

Il l'indique en ces termes (P. 3 de la notice du 19 Novembre 1906) :

« La caractéristique du mode de gestion déterminé par le règlement de 1889 est l'allocation de denrées en nature.

Une notice, des tarifs et un cahier des charges fixent :

1° Le nombre d'aliments qui composent chaque repas (notice) ;

2° Le poids maximum de chaque aliment à distribuer (tarifs) ;

3° Les conditions de qualité, de poids, etc... des denrées destinées à l'alimentation des malades (cahier des charges) ;

4° La liste des aliments alloués normalement aux malades du grand régime (tarifs).

Dans ce système, aux règles minutieuses et restrictives, l'initiative des officiers est en partie annihilée. La gestion suit pas à pas les prescriptions alimentaires ; elle en épouse les formes multiples ; n'étant pas libre dans ses moyens, elle ne fait qu'enregistrer les droits et les consommations ; elle ne peut prêter une aide efficace aux médecins-traitants.

Permettre à la gestion d'assurer les prescriptions alimentaires avec la plus grande initiative possible, tel est l'élément de progrès que l'on doit s'efforcer d'introduire dans le fonctionnement du service alimentaire hospitalier ».

Sous quelle forme, par quels procédés, dans quelles limites l'initiative sera-t-elle donnée à la gestion ?

Avant d'exposer les règles adoptées dans ce but par

le Ministre, de 1907 à 1910, il est indispensable d'indiquer les conditions auxquelles est subordonné le fonctionnement d'une masse d'alimentation dans les hôpitaux, car si le Ministre n'indique pas de système définitif dès 1907, la masse a ses préférences parce qu'elle permet à l'initiative de donner toute sa mesure et que, depuis 1907, l'expérience a toujours été dirigée en vue du fonctionnement d'une masse d'alimentation hospitalière.

Pour qu'une masse soit viable, il faut :

1° Que la nature du besoin soit bien définie ;

2° Que la dépense destinée à satisfaire ce besoin puisse être déterminée, par individu ou in-globo, dans le temps, c'est-à-dire pendant une période certaine : jour, mois, trimestre ou année.

La dépense est réglée à tant par homme et par jour, chaque fois qu'il est possible d'individualiser le besoin ; dans le cas contraire, elle est évaluée à une somme globale déterminée par jour, par mois, par trimestre ou par année.

Ici, la nature du besoin est nettement précisée : il s'agit uniquement d'assurer l'alimentation des malades.

Reste à déterminer la dépense dans le temps.

De prime-abord on doit écarter la méthode des allocations globales : la dépense est ici fonction du nombre de journées de traitement et ces dernières varient avec les jours, les mois et les années.

Dès lors le fonctionnement de la masse d'alimentation dans les hôpitaux est subordonnée à la solution de la question suivante : peut-on faire face, dans un hôpital, aux dépenses d'alimentation à l'aide d'allocations individuelles et journalières ?

*Allocations individuelles et journalières.*

Lorqu'une collectivité est composée d'individus dont le besoin est identique, il suffit de déterminer l'allocation journalière qui permet de donner satisfaction à l'un d'eux pour obtenir l'élément de base du fonctionnement d'une masse.

Si la collectivité comprend plusieurs catégories de personnes parfaitement distinctes, ayant un besoin de même nature, mais d'intensité différente suivant la catégorie, il est encore possible d'assurer ce besoin à l'aide d'une seule masse, après avoir déterminé l'allocation journalière qui correspond à la satisfaction du besoin d'une unité de chaque catégorie.

Dans les masses établies d'après les règles ci-dessus, les dépenses globales ne sont pas connues et sont fonction du nombre ; la partie fixe, connue, c'est l'allocation journalière prévue pour une unité concrète.

Le service des ordinaires et les masses d'alimentation des écoles, fonctionnent sur ces bases :

« Dans les ordinaires (1) et dans les masses des écoles, les besoins sont stables et les allocations journalières correspondent à ces besoins :

---

(1) Note relative aux difficultés que présente l'application de la masse d'alimentation dans les hôpitaux militaires, jointe à la dépêche ministérielle N° 8553-2/7, du 23 juillet 1909.

Lorsque les parties prenantes sont réparties en plusieurs catégories (écoles) le taux de l'allocation et la composition des repas varient par catégorie ; en d'autres termes, il y a toujours concordance, à toute époque de l'année, entre le montant des allocations et la valeur des repas. Les circonstances exceptionnelles qui peuvent modifier les prévisions sont déterminées au moment où elles se produisent et donnent lieu, soit à la suppression de tout ou partie d'un certain nombre d'allocations journalières, soit à l'attribution d'allocations spéciales et supplémentaires ».

La division des personnes en catégories existe dans les Hôpitaux militaires ; on y rencontre une répartition des malades d'après les grades et une autre répartition d'après les régimes.

La composition des repas d'après les grades et les régimes étant prévue par des textes (notice n° 17), il semblerait possible de fixer une allocation pour chaque catégorie de besoins, et d'obtenir ainsi le fonctionnement d'une masse analogue à la masse d'alimentation des écoles.

*Répartition entre les régimes des malades et des infirmiers nourris aux vivres d'Hôpital (notice n° 17, annexée au règlement du 23 novembre 1889).*

1° Répartition d'après les grades.

Les malades sont divisés en deux grandes catégories :

1re catégorie : Officiers ;

2e catégorie : Sous-officiers, caporaux et soldats.

2° Répartition entre les régimes.

Les malades de chacune des deux catégories sont traités suivant l'un des régimes ci-après :

(a) Grand régime, comprenant 4 subdivisions ou degrés ;

(b) Petit régime, comprenant 3 subdivisions ou degrés ;

(c) Diètes, comprenant 3 subdivisions (communes à tous les malades placés à ce régime, sans distinction de grade).

Un hôpital qui traiterait des malades de tous grades, répartis entre les divers régimes, comporterait, allocations supplémentaires comprises, 21 traitements différents, ainsi qu'il ressort du tableau ci-après :

| | | GRAND RÉGIME | | | | PETIT RÉGIME | | | DIÈTES | | | OBSERVATIONS |
|---|---|---|---|---|---|---|---|---|---|---|---|---|
| | | 4e | 3e | 2e | 1e | 2e | 1e | 1/2e | D Alim | D lacté[e] | D absol | |
| Sous-officiers, caporaux et soldats | Capor et soldats | .... | .... | .... | .... | .... | .... | .... | .... | .... | .... | |
| | Sous officiers autres que les adjudants... | .... | .... | .... | .... | .... | .... | .... | .... | .... | .... | Allocation supplément[re] : 1 dessert à chaque repas. |
| | | 1 | 1 | 1 | 1 | 1 | 1 | 1 | | | | |
| | Adjudants ..... | .... | .... | .... | .... | .... | .... | .... | .... | .... | .... | d° 1 dessert et supp[t] de boisson à chaque repas. |
| | Médecins auxil[es] | .... | .... | .... | .... | .... | .... | .... | 1 | 1 | 1 | d° 1 dessert, 1 supp[t] de boisson et 1 aliment du régime des officiers à chaque repas. |
| Officiers | Officiers subalt[es] | .... | .... | .... | .... | .... | .... | .... | .... | .... | .... | |
| | | 1 | 1 | 1 | 1 | 1 | 1 | 1 | | | | |
| | Officiers supér[rs]. | .... | .... | .... | .... | .... | .... | .... | .... | .... | .... | Allocation supplément[re]. 1 aliment du tarif. |

17 traitements et 4 allocations supplémentaires différents.

La diète absolue n'impliquant aucune prescription, 20 taux d'allocations permettraient l'organisation d'une masse, si la fixation d'un taux par degré était possible.

Cette fixation est subordonnée à deux conditions : (a) La composition des repas dans chaque degré doit être uniforme.

L'examen des régimes donne les résultats ci-après :

*Diètes.* — 1° Diète lactée : cette diète comporte des prescriptions identiques pour tous les malades.

2° Diète alimentaire : l'uniformité n'est pas de règle. mais les prescriptions différentes que l'on y rencontre sont sans influence appréciable sur le prix de revient.

*Grand et Petit régimes des sous-officiers et soldats.* — Chaque degré du grand et du petit régime comporte un menu commun ; toutefois, au petit régime, le médecin traitant peut prescrire, chaque fois qu'il le juge utile, un aliment autre que ceux du régime commun.

*Grand et Petit régimes des officiers.* — Les officiers au grand et au petit régimes reçoivent 5 aliments du tarif ; des menus communs existent dans les régimes ; le médecin traitant peut prescrire des aliments autres que ceux du régime commun, tant au grand qu'au petit régime.

*Boissons.* — Les boissons sont prescrites en dehors des régimes, c'est-à-dire que des malades placés à un même degré peuvent recevoir, soit des boissons différentes, soit des quantités différentes d'une même boisson.

Cet exposé fait ressortir que le besoin pour des malades placés à un même degré n'est pas identique ; cependant, les prescriptions particulières dans chaque degré étant l'exception et le menu commun la règle, on peut admettre que le taux d'allocation par degré correspond au besoin d'une unité concrète dans chaque degré.

La masse d'alimentation de l'hôpital fonctionnerait comme celle des écoles, si la deuxième condition était remplie.

(b) Le classement entre les degrés ne doit point dépendre du personnel chargé du fonctionnement de la masse.

Dans les Hôpitaux, le classement des parties prenantes ne s'effectue pas automatiquement ; il est opéré, compte tenu de l'état des malades, par les médecins traitants. Dans ces conditions, la fixation de taux par degré, aurait pour effet de subordonner, en partie, les allocations à l'initiative individuelle ; elle ne saurait par suite être adoptée. (1)

*Taux moyen journalier.* — La seule solution possible, en l'état actuel, est donc de faire masse des besoins comme des allocations, soit pour l'ensemble des ma-

---

(1) Ultérieurement, si la pratique du service faisait ressortir que la répartition des malades entre les régimes, dans un même hôpital, varie peu d'une année à l'autre, il serait possible d'adopter un taux par régime dès que les rapports entre les régimes auraient été fixés par le Ministre.

lades, soit par catégories de grades, et d'envisager le fonctionnement d'une masse à l'aide d'allocations journalières représentant le besoin moyen d'un malade.

L'homme-unité des ordinaires et des masses des écoles est l'homme réel, vivant ; c'est une unité concrète. L'homme-unité de la masse d'hôpital sera un malade fictif, une unité moyenne : l'unité moyenne des statistiques.

### Emploi de la statistique pour la détermination de l'allocation journalière de la masse d'alimentation.

On dit habituellement que l'économie politique et la statistique sont des sciences sœurs. Cependant, la plupart des auteurs refusent de donner le nom de science à la statistique : ce n'est pas une science, ce n'est même pas un art, mais simplement une méthode de travail qui consiste à déduire des faits bien établis dans le passé, une règle de conduite dans l'avenir.

La statistique nous apprend que certains faits se reproduisent par périodes, dans le temps, avec une régularité surprenante. Cette constance permet d'établir un rapport, d'entrevoir une vérité, d'émettre une hypothèse.

Si les observations ultérieures confirment l'hypothèse, on peut alors en déduire, non une loi absolue, mais une loi empirique.

Bien que les causes des rapports constatés nous échappent, il nous est permis de voir dans leur reproduction permanente dans le passé un gage de leur reproduction permanente dans l'avenir.

*Conditions que doivent remplir les faits observés pour en tirer une règle statistique.*

Les faits observés doivent être nombreux, de même nature et se prêter à des constatations rigoureuses ; il faut les compter, les peser, etc., puis les grouper. Une même catégorie de faits peut être étudiée, soit pendant une période déterminée, soit à des périodes différentes.

Il est difficile à une seule personne de réunir un chiffre suffisant de faits ; presque toujours les faits sont recueillis par des agents et transmis à une autorité unique qui les groupe.

Toute administration centralisée possède de nombreux éléments de statistique.

Depuis longtemps l'administration militaire établit des statistiques : statistique des maladies, des épidémies, etc...

A côté des renseignements fournis dans un but de statistique, il en existe d'autres établis dans un but administratif. C'est ainsi que la Direction du service de Santé au Ministère de la Guerre connaît le nombre de journées de malades par hôpital et pour l'ensemble des hôpitaux ; la dépense qui correspond aux journées d'hospitalisation ; la répartition des malades par grade et par régime ; les quantités de denrées d'alimentation consommées dans les hôpitaux et le prix de ces denrées, etc...

Ces renseignements administratifs sont des éléments de statistique qui serviront à la recherche des règles de fonctionnement d'une masse d'alimentation.

*Enumération des matières statistiques à étudier.*

*A. — Matières principales.*

Pour déterminer l'allocation journalière, représentant le besoin moyen d'un malade, il faut nécessairement connaître :

1° L'effectif des malades traités pendant une période fixée ;

2° La dépense faite pour l'alimentation de ces malades pendant la dite période.

*B. — Matières secondaires,*

Le taux de l'allocation journalière résultant du rapport des deux éléments ci-dessus est soumis à des fluctuations ayant pour cause :

1° Les variations dans les prix des denrées ;

2° Les variations dans la proportion, par grade, des malades hospitalisés ;

3° Les variations dans la proportion des régimes prescrits.

Nous avons ainsi cinq catégories de matières statistiques.

Le rapport des deux premières donne la base de l'allocation journalière ; les autres catégories font varier ce rapport dans des limites qu'il s'agit de préciser.

### (b) Examen des mesures adoptées par le ministre de 1907 a 1910.

Le Ministre prévoit le fonctionnement d'un mode d'alimentation basé sur l'allocation fictive d'un prix de journée moyen annuel par hôpital ; il en expose ainsi les motifs dans la notice du 19 Novembre 1906 :

« Les modifications nombreuses apportées dans la répartition des parties prenantes entre les divers régimes ont paru jusqu'ici rendre impossible la fixation d'un prix de journée.

Ces modifications proviennent de circonstances très diverses ; des variations dans les effectifs d'une garnison (arrivée de recrues, libération d'une classe) ; des cas de morbidité correspondant aux changements de saisons, ou spéciaux aux saisons elles-mêmes, ou enfin particuliers à la région ou à la localité dans lesquelles se trouvent les garnisons.

Le prix de revient de la journée d'alimentation subit de ce chef des fluctuations imprévues et parfois importantes.

Mais, si l'on remarque que les causes de variations susvisées réapparaissent chaque année, on est amené à penser qu'elles ne peuvent entraîner de différences appréciables dans les prix de revient de deux années consécutives. »

Les deux autres causes de fluctuations sont ainsi appréciées :

*Des variations par catégories de grades.*

La statistique permet de relever le nombre des journées d'hospitalisation par grade, mais non le montant des dépenses. L'allocation d'un taux spécial par grade n'entraînerait aucune complication dans les écritures et aurait l'avantage de faire disparaître l'une des causes de variations des prix de journée.

Chaque hôpital est invité à établir, pour mémoire, en 1907, des taux de fixation par grade ; le montant des allocations correspondant à ces taux sera comparé à celui obtenu à l'aide du prix moyen unique.

*Des variations dans les prix des denrées.*

Les variations dans les prix des denrées seraient la cause principale, sinon unique, des variations dans les taux du prix moyen annuel. L'administration possède les renseignements nécessaires pour déterminer l'influence de cette source de fluctuations.

Il y aurait donc une corrélation étroite entre les variations du prix de journée et la valeur des denrées, et comme les conditions du marché, tant en France qu'en Algérie et en Tunisie, n'ont pas subi de modifications profondes de 1899 à 1905, le Ministre en conclut que le prix moyen annuel de la journée d'alimentation, pour l'ensemble des hôpitaux militaires pendant la période 1899-1905, doit présenter une certaine fixité.

La statistique fait ressortir en effet que le prix de journée de cette période est de 1 franc en moyenne, avec un minimum de 0 fr. 98 en 1900 et en 1905 et un maximum de 1 fr. 01 en 1903.

En présence de ces résultats, le Ministre décide de faire fonctionner, comme suit, le service d'alimentation dans tous les hôpitaux, sans exception, en 1907 :

Chaque hôpital établira le prix de revient moyen d'alimentation en 1906 (rapport entre les dépenses d'alimentation et l'effectif des malades traités).

Le taux ainsi obtenu sera modifié d'après les variations des prix des denrées en 1906 et en 1907 (différence connue provenant des denrées adjugées pour 1907 ; différence probable pour les denrées non adjugées).

Les cas imprévus qui, dans le courant de l'année, rendraient nécessaire la revision du prix de journée, feraient l'objet de rapports spéciaux établis en temps opportun.

La fixation ainsi faite du prix moyen de journée devait avoir pour effet de mettre à la disposition de la gestion des allocations fictives en deniers, correspondant approximativement à la valeur des denrées qui auraient été consommées si les allocations en nature tarifiées eussent été maintenues.

Les résultats obtenus en 1907 furent satisfaisants dans leur ensemble (dépêche ministérielle du 28 janvier 1908).

L'expérience fut continuée pendant les années 1908, 1909 et 1910 d'après les mêmes principes. Les mesures de détail ci-après furent prescrites en vue de permettre à la gestion de n'avoir à demander qu'en fin d'année seulement une modification au taux ministériel et de déterminer, avec plus de précision, l'écart que chacune des causes de variations du prix de journée peut produire entre le prix de journée réel et le prix de journée moyen annuel :

### (a) *Fixation du taux moyen annuel. Variations dans le prix des denrées.*

Il avait été tenu compte, pour la fixation du taux moyen de l'année 1907, des différences *probables* des prix des denrées non adjugées en 1907 et des prix de ces mêmes denrées en 1906; ce procédé avait été une cause d'erreurs dans quelques hôpitaux ; à partir de 1908, il fut tenu compte seulement des différences *connues* des prix des denrées, c'est-à-dire des différences entre les prix des denrées adjugées chaque année et les prix de ces mêmes denrées en 1906.

### (b) *Catégories de parties prenantes.*

Le prix de journée n'avait pu suffire dans quelques hôpitaux où la proportion des officiers traités en 1907 avait été supérieure à celle constatée en 1906 ; un supplément d'allocation de 1 franc fut prévu pour chaque journée d'officier dépassant la proportion de l'année de base.

### (c) *Répartitions des malades entre les régimes.*

L'hypothèse émise par le Ministre, à savoir que la répartition entre les régimes ne semblait pas avoir d'influence appréciable sur le prix de journée, parut se vérifier en 1907 : aucun supplément d'allocation ne fut demandé de ce chef.

En dehors des états de répartition par régimes produits chaque année, il n'est pris aucune disposition particulière sur cette cause de fluctuations du prix de journée.

Le système à l'essai continue ainsi, sans modifications, pendant les années 1908, 1909 et 1910 ; il pourrait, à défaut de masse, et en raison de l'excellence des résultats, être adopté à titre définitif. (1)

La recherche des bases de fonctionnement d'une masse n'est cependant pas abandonnée.

A la date du 23 juillet 1909, le Ministre prescrit à chaque hôpital d'établir un taux de prime journalière égal au taux moyen de la journée d'alimentation des 5 années qui ont précédé l'expérimentation en cours (période 1902-1906). Les dépenses autorisées pour chacune des années d'expérimentation devront être comparées aux allocations d'après la prime. Le but de la comparaison est de rechercher s'il est possible de faire fonctionner, dans chaque hôpital, une masse d'alimentation par l'allocation d'une prime journalière dont le taux serait revisé soit chaque année, soit à l'expiration de chaque période quinquennale,

Nous arrivons ainsi à l'examen des résultats pratiques obtenus dans un hôpital militaire.

---

(1) La notice du 22 Mars 1911 en prévoit l'application réglementaire à partir du 1er janvier 1912.

### (c). Résultats pratiques obtenus dans un hopital déterminé (hopital militaire A) (a)

Le fonctionnement pratique du système alimentaire en expérimentation doit être étudié sous deux aspects :

1° Au point de vue financier, par comparaison avec l'ancienne méthode d'alimentation ;

2° Au point de vue du fonctionnement même du service et des améliorations apportées à l'alimentation des malades.

1° Examen, au point de vue financier, par comparaison avec l'ancienne méthode d'alimentation.

Cet examen aboutira, comme conclusion, à l'adoption ou au rejet de la masse d'alimentation.

Comparaison entre les prix de revient des années 1907 à 1910 et les prix de revient : 1° de la période 1902-1906 ; 2° de l'année 1906.

Le prix de revient moyen de la période 1902-1906 a été de *1 fr. 07*.

Celui de l'année 1906 : de *1 fr. 0586* ; celui de la période 1907-1910 : de *1 fr. 086*.

Il ressort de ces données, pour la période 1907-1910, une augmentation de 0.016 par rapport à la

---

(a) Dans le travail original adressé au Ministre de la Guerre, l'auteur a exposé les résultats obtenus à l'hôpital militaire de Lille.

Les parties revêtant un caractère général ont seules été reproduites dans la présente brochure ; il sera facile à chaque hôpital, à l'aide des documents qu'il possède, de vérifier les résultats indiqués ainsi que les hypothèses émises dans ce chapitre.

période 1902-1906 et une augmentation de 0.0274 par rapport à l'année 1906.

Quelles sont les causes de ces augmentations ?

Sont-elles indépendantes de la gestion ?

Dans l'affirmative, peut-on les traduire par une expression numérique ? Si cette expression numérique s'exprime par 0.016 ou par 0.0274 la démonstration sera faite de la possibilité d'assurer l'alimentation hospitalière à l'aide d'une masse.

L'indication des prix de revient de 2 périodes (période 1902-1906 et année 1906) s'explique comme suit :

Depuis 1907, c'est moins le prix de revient moyen de la période 1902-1906 que celui de l'année 1906 qui a servi de base à l'expérimentation ; c'est donc, tantôt à la période 1902-1906, tantôt à l'année 1906, que nous comparerons les résultats des 4 années 1907 à 1910, en utilisant les divers matériaux statistiques existants.

## DÉPENSES POUR CHACUNE DES ANNÉES 1907 A 1910 BASÉES SUR LE PRIX DE REVIENT DE L'ANNÉE 1906 RECTIFIÉ D'APRÈS LES VARIATIONS DANS LES PRIX DES DENRÉES ADJUGÉES PENDANT LES ANNÉES 1907 A 1910.

Prix de la journée d'alimentation pendant l'année 1906 : 1,0586.

| Prix de journée de chacune des années 1907 à 1910, en prenant pour base celui de 1906 et en tenant compte de l'influence sur ce taux des variations dans les prix des denrées adjugées de 1907 à 1910. | 1907 : 1.0586 — 0.028 = 1.0326.<br>1908 : 1.0586 + 0.0684 = 1.1270.<br>1909 : 1.0586 + 0.097 = 1.1556.<br>1910 : 1.0586 + 0.045 = 1.1036. |
|---|---|

Les dépenses ressortent, comme suit, pendant la même période :

| | | | | | | |
|---|---|---|---|---|---|---|
| 1907 - 29.740 fr. | pour 28.857 | journées | d'alimentation, | au | taux de | 1.0326. |
| 1908 - 29.265,94 | — 25.968 | — | — | | — | 1.1270. |
| 1909 - 29.091,07 | — 25.174 | — | — | | — | 1.1556. |
| 1910 - 26.617,73 | — 24.119 | — | — | | — | 1.1036. |

soit un prix moyen de : 1.1017 pour la période 1907-1910. (Pour mémoire : les taux alloués par le Ministre étaient respectivement de 1.10 — 1.08 — 1.15 — 1.10 pour chacune des années envisagées).

*Influence sur les prix de journée :*

1° — De la répartition des malades par grade.

Taux moyen d'augmentation ou de diminution par journée de sous-officier ou d'officier en plus ou en moins de la proportion constatée en 1906 :

| | | |
|---|---|---|
| Sous-officier : par journée : | + 0.069. | Taux proposés par l'hopital militaire A pour l'année 1911 conformément aux prescriptions de la dépêche ministérielle du 18 Octobre 1910. |
| Officier subalterne : — : | + 1.057. | |
| Officier supérieur : — : | + 1.137. | |

Appliqués aux journées en plus ou en moins d'officiers supérieurs, d'officiers subalternes ou de sous-officiers, par comparaison avec la proportion constatée en 1906, ces taux font ressortir :

en 1907 : une augmentation de dépense de 52 fr. 14.
en 1908 : une diminution — 48 — 36.
en 1909 : une augmentation — 239 — 65.
en 1910 : une diminution — 95 — 66.
soit pour la période 1907-1910 une augmentation totale de : 147 fr. 77.

2° — De la répartition des malades entre les régimes.

Pour déterminer l'influence exercée sur le prix de revient par les variations dans la répartition des malades entre les régimes, il est indispensable de connaître tout d'abord la différence qui existe entre le prix moyen annuel et le prix de revient de chaque degré.

Cette différence, une fois déterminée pour une année, peut être considérée comme constante, les prix partiels par degré variant dans le même sens que le prix moyen annuel.

Les taux par degré établis pour l'année 1910 (voir page 60) sont les suivants :

| | | | |
|---|---|---|---|
| 4° : 1.18 | 2° : 1.19 | Diète alimentaire : 0.51 | Taux moyen en 1910 : 1.10 |
| 3° : 1.14 | 1° : 1.21 | — lactée : 0.81 | |
| 2° : 1.13 | 1/2° : 1.16 | — absolue : — | |
| 1° : 0.80 | | | |

Ces taux appliqués aux effectifs traités de 1907 à 1910 et comparés proportionnellement aux dépenses de 1906 donnent les résultats ci-après :

1907 : diminution de 574 fr. 93 ; 1908 : diminution

de 1.142 fr. 28 ; 1909 : diminution de 1.240 fr. 32 et 1910 : diminutiou de 625 fr.

Le tableau ci-après donne la comparaison des dépenses réellement faites de 1907 à 1910 et des allocations d'après l'ancienne méthode d'alimentation, compte tenu de l'influence sur les allocations de la répartition des malades par grade et de la répartition des malades entre les régimes.

| ANNÉES | TOTAL des ALLOCATIONS (page 51) | AUGMENTATION OU DIMINUTION PROVENANT DE LA RÉPARTITION DES MALADES | | | | ALLOCATIONS DÉFINITIVES | TAUX MOYEN | DÉPENSES RÉELLEMENT FAITES | TAUX de REVIENT RÉEL | POUR MÉMOIRE TAUX ALLOUÉS |
|---|---|---|---|---|---|---|---|---|---|---|
| | | PAR GRADE | | ENTRE LES RÉGIMES | | | | | | |
| | | augment. | diminut. | augment. | diminut | | | | | |
| 1907 | 29740 » | 52.14 | | | 574.13 | 29218.01 | 1.012 | 31285 34 | 1.084 | 1.10 |
| 1908 | 29265.94 | | 48 36 | | 1142.28 | 28075·30 | 1.081 | 28031.24 | 1.08 | 1.08 |
| 1909 | 29091.07 | 239.65 | | | 1240.32 | 28090.40 | 1 115 | 27264.68 | 1.083 | 1.15 |
| 1910 | 26617.73 | | 95.66 | | 625 » | 25897.07 | 1.073 | 26524.30 | 1.099 | 1.10 |
| | | | | Totaux et prix moyens | | 111280.78 | 1.068 | 113105.56 | 1.086 | |

Il ressort du tableau ci-dessus qu'à partir de 1908 les dépenses réellement faites se rapprochent sensiblement des allocations résultant de l'application de l'ancienne méthode d'alimentation ; l'excès de dépenses constaté en 1907 provient : 1° de la méthode adoptée pour le calcul du taux de journée, méthode qui consistait à tenir compte de la différence *probable* entre les prix des denrées non adjugées en 1907 et les prix des mêmes denrées en 1906 ; 2° de la proportion élevée des malades traités à 2° et à 1° du petit régime.

Basé uniquement sur les différences des prix des denrées adjugées, le taux de la journée en 1907 aurait été de 1 fr. 02 et l'ensemble des dépenses de 1907 à 1910 se serait élevé à 111254 fr. 36, soit à 1 fr. 068 en moyenne pour la période considérée. L'expression numérique qui traduit l'augmentation des dépenses de la période 1907-1910 par rapport aux dépenses de l'année 1906 (0,0274, page 49) se trouve ainsi justifiée.

## EXAMEN DÉTAILLÉ DES CAUSES DE FLUCTUATIONS DU PRIX DE JOURNÉE.

### *A. — Variations dans les prix des denrées.*

Dès le début de l'expérience en cours, il a été tenu compte des modifications constatées dans les prix des denrées adjugées pour déterminer le taux moyen du prix de journée. Cette pratique doit être continuée : les denrées adjugées forment la base de l'alimentation des malades ; les modifications apportées de ce chef dans le prix de journée sont indépendantes de la gestion, car elles sont établies d'après les quantités consommées sous l'ancien mode d'alimentation. Il est bon, au contraire, de ne point tenir compte des variations dans les prix des denrées non adjugées, denrées qui sont constituées presque en totalité par des produits saisonniers. C'est dans ce domaine que l'initiative de la gestion s'excerce plus spécialement et va puiser la plupart des denrées de substitution.

Nous verrons plus loin que les denrées de substitution paraissent appelées à jouer le rôle d'élément régulateur du prix de journée, et rendre possible, ultérieurement, l'allocation d'un prix fixe de journée par hôpital.

*B. — Variations dans la proportion des malades par grade.*

L'examen de la proportion des malades, traités à l'hôpital militaire A, pendant les années 1906 à 1910, donne les résultats suivants :

Sur 100 journées de malades, on compte en moyenne, pendant la période 1907-1910 : 92 journées de caporaux et soldats ; 7 journées 1/4 de sous-officiers et 3/4 de journée d'officiers.

Le nombre des officiers hospitalisés est peu élevé et très variable : 0.37 °/₀ en 1910 ; 1.47 °/₀ en 1909, soit une variation de $\frac{1.47}{0.37}$ ou de 4 à 1.

Par contre, les écarts sont peu élevés dans la catégorie sous-officiers et insignifiants dans la catégorie caporaux et soldats :

S.-officiers : 6,57 0/0, soit une variation de $\frac{7.77}{6.57}$ ou de 6 à 5. Cap. et soldats : 90.79 0/0, soit une variation de $\frac{93}{90.79}$ ou de 41 à 40.

Dans les hôpitaux le besoin est, en général, fonction à la fois du grade et de la maladie ; il est fonction de la maladie dans tous les cas ; parfois, il est indépendant du grade (régime des diètes).

Si l'on envisage une seule catégorie de grade, il apparaît immédiatement, vu la diversité des régimes, que la recherche d'un prix moyen est subordonnée à l'existence d'un grand nombre de journées d'hospitalisation. La régularité de la répartition entre les régimes, si elle existe, ne peut exister que si les faits observés sont nombreux.

Cette condition est remplie par la catégorie « Caporaux et soldats » dans tous les Hôpitaux.

Elle l'est également pour la catégorie « Sous-officiers », même dans les petits hôpitaux, par suite de la présence, à côté des malades, des sous-officiers infirmiers nourris aux vivres d'hôpital.

Elle ne l'est que très rarement pour la catégorie « officiers », elle n'existe même pas, pour cette catégorie, dans les hôpitaux à faible effectif de malades, c'est-à-dire dans la moitié environ des hôpitaux militaires.

Dans ces établissements, le prix de revient dépend moins du grade que du régime prescrit ; l'unique officier hospitalisé par hasard, entraîne une dépense de 4 à 5 fr. s'il reçoit les allocations des 4° du grand régime, alors que le prix moyen de journée est de 1 franc ; au contraire, si cet officier est placé au régime des diètes, le prix de la journée d'officier est inférieur au prix moyen de la journée des caporaux et soldats.

A l'hôpital militaire A, le prix moyen de la journée d'officier pendant la période 1902-1906 a été de 2 fr. 127 avec un maximum de 2 fr. 30 (en 1906) et un minimum de 1 fr. 965 (en 1902). L'écart entre le maximum et le minimum (0 fr. 335) est relativement élevé et ne permet pas le fonctionnement d'une masse d'alimentation, avec prix moyen pour la catégorie « officiers » envisagée isolément.

Il sera donc indispensable de prévoir des dispositions particulières pour les petits hôpitaux ; en général ce sera une question de fait : la gestion établira, en fin d'année, un relevé des dépenses occasionnées par la présence des officiers et le montant des allocations correspondra au montant dudit relevé.

Sous cette réserve, l'attribution d'un taux spécial de prix de journée à chacune des catégories de malades par grade est possible. Elle n'entraînera aucune complication dans les écritures et elle aura l'avantage appréciable, ainsi que le fait ressortir la notice du 19 novembre 1906, de faire disparaître l'une des causes de variation du prix de journée, indépendante de la gestion.

*C. — Variations dans la proportion des malades par degré dans les régimes.*

La répartition des malades entre les régimes à l'hôpital militaire A, pendant la période 1907-1910, donne des résultats de prime abord déconcertants.

C'est ainsi que la proportion pour cent des grands régimes à 4° varie de 0.56 en 1907 à 1.90 en 1908 pour retomber à 0.75 en 1910.

Les autres régimes présentent des écarts tout aussi importants : Grands régimes à 3 et 2° variant entre 47.8 et 60.60 ; petits régimes à 2 et 1° entre 23.30 et 29.26 ; diètes alimentaires et lactées entre 12.48 et 18.16 ; enfin diètes absolues entre 0.70 et 1.38 0/0.

Ces moyennes présentent une telle cascade de fluctuations, qu'il peut paraître chimérique de chercher à les utiliser.

Cependant après un examen aussi complet que possible de la question, c'est-à-dire après avoir comparé, puis groupé les degrés d'après les prix de chacun d'eux, et étudié les fluctuations que présentent certains degrés en quelque sorte solidaires les uns des autres, nous pensons être arrivé à la vérification, tout au moins partielle, de l'hypothèse émise par le Ministre en 1906, à savoir que la répartition des parties prenantes entre les régimes ne peut entraîner, entre les prix de revient de deux années consécutives, de différence telle que l'on soit obligé de renoncer au principe du fonctionnement d'une masse d'hôpital.

Remarquons tout d'abord que, depuis 1907, la répartition des malades entre les régimes n'a jamais entraîné d'augmentation de dépenses (voir page 54).

Bien que la comparaison faite entre chacune des années 1907 à 1910 et l'année 1906 ne puisse donner de renseignements précis, en raison des modifications et des tâtonnements qui accompagnent toute période de transition, il paraît certain que l'initiative laissée aux médecins traitants, initiative stimulée par la certitude de pouvoir utiliser, au mieux des intérêts des malades, les économies réalisées, a eu pour effet de limiter, dans tous les hôpitaux, les régimes onéreux au strict minimum.

Cette constatation pratique permettrait, à elle seule, d'affirmer que la répartition des malades entre les régimes, ne met aucun obstacle à l'adoption d'une masse d'alimentation dont le taux de prime journalière est basé sur les proportions des régimes onéreux existants sous l'ancienne méthode d'alimentation.

## Comparaison et groupement des degrés d'après le prix de revient de chacun d'eux.

La recherche d'un prix moyen par degré est possible. Ce prix moyen s'obtient, soit en établissant la valeur d'un menu composé avec les denrées qui entrent habituellement dans la composition des repas des malades de chaque degré, soit en faisant la moyenne des valeurs de menus réellement préscrits pendant un certain temps.

Le second procédé donne seul des résultats suffisamment probants. S'il est vrai que le menu d'un malade au grand régime comprend, comme dans les ordinaires, un plat de viande et un plat de légumes, le prix moyen du plat de viande ne correspond pas, comme dans l'ordinaire, au prix de la viande de bœuf ; le veau et le mouton entrent régulièrement chaque semaine, une ou plusieurs fois, dans la composition des menus et les prix de ces viandes diffèrent du prix de la viande de bœuf.

La moyenne journalière de la dépense faite par degré pendant une semaine peut être considérée comme le prix moyen de ce degré par rapport au prix moyen global : les menus dans les hôpitaux sont établis hebdomadairement et présentent toute la variété désirable ; les modifications d'une semaine à une autre consistent en substitutions de denrées dont les prix sont en général sensiblement équivalents ; d'ailleurs, les différences relevées se répartissent sur tous les degrés et dans ces conditions ne modifient pas le rapport qui existe entre les prix partiels par degré et le prix moyen global.

Les prix par degrés, calculés suivant ce dernier procédé, se traduisent par les taux ci-après, en 1910, année pendant laquelle le prix moyen a été de 1 fr. 10.

| Grand régime | Petit régime | Diètes. |
|---|---|---|
| 4° 1.18 | 2° 1.19 | Diète alimentaire : 0.51 |
| 3° 1.14 | 1° 1.21 | Diète lactée : 0.81 |
| 2° 1.13 | 1/2° 1.16 | Diète absolue : » |
| 1° 0.80 | | |

Classés dans l'ordre croissant des prix, les degrés donnent l'échelle suivante :

| | | | |
|---|---|---|---|
| Diète absolue : | » | 3° Grand régime : | 1.14 |
| Diète alimentaire : | 0 51 | 1[2 Petit régime : | 1.16 |
| 1° Grand régime | 0.80 | 4° Grand régime : | 1.18 |
| Diète lactée : | 0.81 | 2° Petit régime : | 1.19 |
| 2° Grand régime : | 1.13 | 1° Petit régime : | 1.21 |

En faisant abstraction des autres causes de fluctuations du prix de base, et en ne considérant que l'influence des modifications dans la répartition des régimes, on constate, d'après proportions relevées à l'hôpital A (période 1907-1910), que les dépenses d'alimentation d'un hôpital à effectif moyen de 100 malades auraient présenté, du fait de cette répartition, une différence maxima de 1.036 francs (39.693 fr. en 1907 et 38.657 fr. en 1909) soit une différence de 2,84 0/0 dans les dépenses, différence qui, sans être négligeable, n'est pas de nature à entraver le fonctionnement de la masse.

Groupement des degrés.

Certains régimes sont imposés par la maladie même : c'est le cas des divers degrés composant le régime des diètes (diète absolue, diète lactée, diète alimentaire) ; on peut y ajouter le 1[2 degré du petit régime et le 1° du grand régime.

Groupés, ces degrés donnent les proportions °/₀ suivantes de 1907 à 1910 :

| | |
|---|---|
| 1907 : 16.70 °/₀ | 1909 : 21.76 °/₀ |
| 1908 : 19.09 °/₀ | 1910 : 16.35 °/₀ |

Le diagramme des hospitalisations par mois montre que les proportions élevées constatées en 1908 et en

1909 correspondent à un relèvement des entrées à l'hôpital pendant la saison d'été et par suite à des maladies à nature épidémique entraînant la mise au régime des diètes.

L'existence de ces degrés prescrits obligatoirement par les médecins traitants permet de classer toutes les prescriptions en deux groupes naturels, produits d'une sélection en quelque sorte indépendante de la volonté des personnes.

Ces deux groupes comprennent :

| 1er groupe. | Deuxième groupe. |
|---|---|
| 1° du grand régime. | 4° du grand régime. |
| 1/2° du petit régime. | 3° du grand régime. |
| Diète alimentaire. | 2° du grand régime. |
| Diète lactée. (a) | 2° du petit régime. |
| Diète absolue. | 1° du petit régime. |

Il y a analogie remarquable entre cette division naturelle et la division des degrés en :

Degrés à prix de revient supérieur au prix moyen et degrés à prix de revient inférieur au prix moyen.

Tous les degrés du premier groupe, sont en effet à prix de revient inférieur au prix moyen, à l'exception du 1/2° du petit régime, dont le nombre des prescriptions est peu élevé.

Ceux du deuxième groupe, au contraire, sont tous à prix de revient supérieur au prix moyen.

La dépense occasionnée par les degrés du premier

---

(a) Excepté dans les hôpitaux d'Algérie et de Tunisie, où la diète lactée est presque toujours comprise dans le deuxième groupe.

groupe présente, par rapport à la dépense calculée sur le prix moyen, une économie en rapport avec le nombre des prescriptions.

| | 1907 | 1908 | 1909 | 1910 |
|---|---|---|---|---|
| Proportion °/₀ des degrès du premier groupe | 16.70 | 10.09 | 21.76 | 16.35 |
| Dépenses réelles | 12.42 | 13.00 | 15.12 | 12.15 |
| Dépenses d'après le taux moyen | 18.37 | 21.11 | 23.94 | 17.99 |
| Economie | 5.95 | 8.11 | 8.82 | 5.84 |

Ce résultat n'est pas pour surprendre : bien que les prix de revient des divers degrés des diètes soient très différents les uns des autres (diète absolue : néant ; diète alimentaire : 0.51 ; diète lactée : 0.81), la dépense finale est en rapport avec le nombre total des prescriptions parce que les divers degrés revêtent un caractère de solidarité : les uns sont prescrits à la suite des autres et par suite varient dans le même sens ; la diète alimentaire fait suite à la diète absolue ou à la diète lactée.

Inversement, la dépense occasionnée par les degrés de deuxième groupe présente toujours un débet par rapport à la dépense calculée sur le prix moyen. Si ce débet était en relation directe avec le nombre des prescriptions, nous obtiendrions le résultat suivant :

Au maximum d'économie (proportion la plus élevée du premier groupe) correspondrait le minimum de déficit (proportion la plus faible du deuxième groupe) ;

par suite, les différences de prix de revient d'une année à l'autre seraient affectées puissamment par le changement dans les régimes.

La statistique donne des résultats différents et nous permet d'en rechercher les causes :

| | 1907 | 1908 | 1909 | 1910 |
|---|---|---|---|---|
| | — | — | — | — |
| Proportion p. °/₀ des degrés du 2e groupe | 83.30 | 80.91 | 78.24 | 83.65 |
| Dépenses réelles.... | 96.33 | 93.43 | 90.79 | 96.30 |
| Dépenses d'après le taux moyen........ | 91.63 | 88.89 | 86.64 | 92.02 |
| Débet.... | 4.70 | 4.54 | 4.15 | 4.28 |

L'année 1910 qui donne la proportion la plus élevée du deuxième groupe, au lieu d'entraîner le déficit le plus grand, donne au contraire l'une des différences les plus faibles entre la dépense réelle et la dépense d'après le taux moyen, ce qui a pour heureux effet d'atténuer, dans une large mesure, l'écart produit dans les dépenses de deux années par les fluctuations des degrés du premier groupe.

L'équilibre relatif qui s'établit ainsi, au point de vue financier, entre les deux groupes de régimes s'explique par la relation étroite qui existe entre les degrés de la diète et les degrés du petit régime.

Lorsque la proportion des diètes augmente, celle des 2° et 1° du petit régime augmente également, le petit régime étant la suite naturelle des diètes.

Or, si les diètes procurent la plus forte économie

par rapport au prix moyen, les 2° et 1° du petit régime entraînent le plus fort déficit par rapport à ce même prix moyen. D'où neutralisation des effets d'un groupe par les effets de l'autre provenant d'une même source indépendante des personnes.

| | 1907 | 1908 | 1909 | 1910 |
|---|---|---|---|---|
| 2° petit régime.... | 19.07 | 13.83 | 19.54 | 13.80 |
| 1° petit régime.... | 6.81 | 9.34 | 9.72 | 8.50 |
| | 25.88 | 23.22 | 29.26 | 22.30 |

| | 1907 | 1908 | 1909 | 1910 |
|---|---|---|---|---|
| Diète alimentaire.. | 5.40 | 7.74 | 8.36 | 5.52 |
| Diète lactée....... | 6.53 | 7.34 | 8.42 | 6.25 |
| Diète absolue..... | 0.76 | 1.17 | 1.38 | 0.71 |
| | 12.69 | 16.25 | 18.16 | 12.48 |

L'anné 1910 qui présente la plus faible proportion des diètes (12.48) présente aussi la plus faible proportion des 2° et 1° du petit régime (22.30). L'année 1909 donne au contraire la plus forte proportion des diètes (18.16) et la plus forte proportion des 2° et 1° du petit régime (29.26).

Les fluctuations de ces deux catégories de régimes s'opèrent dans le même sens ; l'année 1907 fait exception, aussi est-ce l'année où la dépense moyenne journalière est supérieure au prix de base.

En résumé, l'ordre naturel dans lequel se prescrivent successivement les divers degrés, à un effectif déterminé de malades, a pour effet de neutraliser, en partie, les écarts que présentent les prix de revient partiels des degrés avec le prix de revient moyen.

## 2° Examen du système alimentaire a l'essai au point de vue du fonctionnement même du service et des améliorations apportées a l'alimentation des malades.

### Les médecins traitants et le nouveau système alimentaire.

Le système à l'essai a libéré les médecins traitants des règles minutieuses qui leur étaient imposées jusqu'ici.

La liberté du médecin en matière alimentaire était réglementée à l'excès : toute allocation, en dehors des tarifs, devait être autorisée.

Depuis 1907, le médecin prescrit sans autorisation préalable, sous la seule réserve de ne point entraîner, par ses prescriptions, de dépenses supérieures aux allocations en deniers fixées par le ministre.

L'initiative laissée aux médecins traitants a eu pour conséquence immédiate la limitation au strict minimum du nombre des régimes onéreux (voir pages 60 et 62) et, en outre, une tendance marquée vers l'unité de traitement en ce qui concerne le grand régime.

L'examen du tableau de répartition des malades entre les degrés fait ressortir une diminution continue dans la proportion des malades à 3° du grand régime et une augmentation parallèle dans celle des malades à 2° du même régime.

| | 1907 | 1908 | 1909 | 1910 |
|---|---|---|---|---|
| | — | — | — | — |
| 3º grand régime.. | 48,60 | 43,75 | 33,68 | 22,30 |
| 2º grand régime.. | 8,24 | 11,94 | 13,50 | 38,30 |

Les malades auxquels la ration de pain à 160 grammes suffit sont placés à 2º, mais ils reçoivent la ration de légumes du 3º. C'est le 2º ancien amélioré. (1)

Cette manière d'opérer entraîne une économie constante qui contribue à l'amélioration générale des régimes communs.

### Du rôle de la gestion (2)

Le Ministre trace, comme suit, le rôle réservé à la gestion des Hôpitaux (notice du 19 novembre 1906, page 6) :

« La réforme porte entièrement sur la gestion, de laquelle toutefois les médecins traitants ne devront pas se désintéresser.

La gestion devra s'efforcer de faire disparaître la monotonie du grand régime sans aggravation des charges budgétaires.

A cet effet, toute latitude sera laissée aux médecins-chefs et aux gestionnaires pour varier les menus communs sous les seules réserves suivantes :

---

(1) Cette pratique deviendra réglementaire à partir de 1912 (Notice du 22 mars 1911).

(2) Dans la notice du 19 novembre 1906, le mot gestion a un sens large et comprend tout le personnel qui administre l'alimentation hospitalière au nom du Ministre, c'est-à-dire les mandataires du Ministre : médecins-chefs et officiers d'administration gestionnaires.

1° La valeur nutritive des aliments distribués sera au moins égale à celle des aliments prévus par la notice n° 17.

2° En fin d'année et sous réserve des cas exceptionnels qui pourront se produire, le prix de revient moyen réel de la journée de malade pendant l'année écoulée ne devra pas être supérieure au prix moyen alloué.

Les repas du grand régime se composeront, en principe, comme actuellement, d'une soupe ou potage, d'un plat de viande et d'un plat de légumes, mais cette composition ne sera pas obligatoire. Les menus pourront prévoir la distribution d'un fromage ou d'un dessert et le remplacement de la soupe ou potage par un autre aliment.

Ces résultats seront obtenus par une meilleure organisation du service et un emploi plus judicieux des ressources :

(a) Adaptation des modes d'approvisionnement aux conditions économiques des marchés locaux.

(b, Emploi des assaisonnements suivant les besoins réels et non d'après les allocations ;

(c) Substitution dans la mesure compatible avec la nature des mets à préparer, du saindoux ou du beurre végétal au beurre animal ;

(d) Utilisation complète des denrées alimentaires, grâce à une connaissance plus exacte des quantités employées chaque jour et des existants réels »

## Application des prescriptions ministérielles à l'hopital militaire A, de 1907 à 1910.

(*a*) Adaptation des modes d'approvisionnement aux conditions économiques des marchés locaux.

1° Denrées adjugées (pain, vin, bière, lait, viande, œufs, pommes de terre, légumes secs, assaisonnements).

Les denrées ci-dessus qui forment la base de l'alimentation des malades sont adjugées chaque année ; ce mode d'approvisionnement est reconnu, par tous les hôpitaux, comme étant le plus économique.

2° Denrées achetées sur place (denrées de substitution : poissons, lapins et produits saisonniers : légumes fins en général).

A la différence des denrées adjugées, celles achetées sur place n'entrent pas obligatoirement dans les menus journaliers. La gestion choisit parmi celles qui sont le plus abondantes sur le marché et aux prix les plus avantageux.

La comparaison entre les prix de certaines denrées de substitution pendant les périodes 1902-1906 et 1907-1910 permet de constater que les prix d'unité ont diminué dans de fortes proportions à partir de 1907 et que les quantités achetées ont, en général, augmenté depuis cette même date.

La diminution des prix a été obtenue en effectuant les achats au moment où les denrées abondaient sur le marché tandis qu'avant 1907, les achats étaient opérés à toute époque de l'année ; les commandes directes aux producteurs ont eu aussi pour effet d'abaisser les prix en supprimant le bénéfice de l'intermédiaire.

(*b*) et (*c*). L'emploi des assaisonnements suivant les besoins réels a fait ressortir pendant la même période une économie, variable, mais réelle.

(*d*) Utilisation complète des denrées alimentaires. Avant 1907, les quantités inscrites au carnet trimestriel correspondaient au total des prescriptions et non aux quantités réellement consommées ; l'officier chargé du service de la dépense ne pouvait donc, dans le courant d'un mois, connaître exactement la situation des consommations ; il y avait là une source d'erreurs ; de plus, des sorties pouvaient être effectuées et échapper à tout contrôle.

Depuis 1907, les quantités réellement consommées sont portées chaque jour au carnet trimestriel d'alimentation.

Par une surveillance attentive du service de la cuisine, la gestion peut arriver, par des procédés divers, à améliorer le service de l'alimentation. Le moyen le plus efficace est de stimuler le zèle des cuisiniers, de faire appel à leurs connaissances professionnelles et en même temps de se faire rendre compte de la composition de chaque plat.

Il ne suffit pas, en effet, de connaître le prix d'unité des denrées qui composent l'alimentation du malade, il faut encore savoir dans quelle proportion chacune d'elles entre dans la formation de chaque menu.

Il est indispensable, dans le système nouveau, d'établir le prix de revient des soupes et potages, des plats de viande et des plats de légumes ; il n'est pas indifférent de comparer le prix du potage St-Germain et celui de la soupe Julienne ou du potage paysanne ; les prix des rations de bœuf rôti, de bœuf miroton, de veau rôti, de mouton rôti ; ceux des rations de haricots, pois cassés, macaroni, etc...

La connaissance des prix de revient de chacune des préparations culinaires peut seule permettre de composer les menus de chaque semaine, de manière que la valeur moyenne journalière se maintienne dans la limite du prix de journée. Elle incite en même temps à rechercher les combinaisons économiques. (1).

### Examen des quantités d'aliments distribuées, comparées avec celles prévues par les tarifs de la notice N° 17.

« La valeur nutritive des aliments distribués doit être au moins égale à celle des aliments prévus par la notice n° 17 » (voir page 68).

Cette prescription faite en vue de sauvegarder, en

(1). Exemple : Un plat de macaroni au gratin préparé pour 45 malades revient à 5 fr. 16 ; dans cette somme, la valeur du macaroni est de 1 fr. 43 et celle du fromage de gruyère de 2 francs ; la ration revient à 0 fr. 124. Si l'on prépare un plat de macaroni au gras en même temps qu'un plat de viande rôtie, on évite l'emploi du gruyère, d'où une économie de 2 francs, économie qui permet d'augmenter la ration de viande ou celle de macaroni, ou bien de distribuer un dessert.

toutes circonstances, les droits des malades a-t-elle été observée régulièrement depuis 1907 ?

La comparaison entre les rations ancienne et nouvelle de viande et de légumes donnera la réponse à cette question.

Pour obtenir des termes comparables, il est nécessaire de défalquer de l'effectif des journées de traitement les diverses diètes (absolue, lactée, alimentaire) qui ne participent pas aux distributions de viande et de légumes.

En ajoutant au chiffre des journées de traitement restant, celui des infirmiers nourris aux vivres d'hôpital, nous aurons d'un côté le chiffre total des consommations de viande et de légumes, de l'autre celui des parties qui ont pris part aux distributions ; le quotient correspondra à la ration moyenne distribuée pendant chacune des années comparées.

| | 1906 | 1907 | 1908 | 1909 | 1910 |
|---|---|---|---|---|---|
| Effectif total des journées d'alimentation (y compris les journées d'infirmiers nourris aux vivres d'hôpital). | 31965 | 28857 | 25968 | 25174 | 24117 |
| A défalquer : journées des diètes........... | 2586.5 | 3400.5 | 3952 | 4326 | 2849.5 |
| Différence (effectifs prenant part aux distributions de viande et de légumes).......... | 29378.5 | 25456.5 | 21996 | 20848 | 21267.5 |

| DENRÉES CONSOMMÉES | 1906 | 1907 | 1908 | 1909 | 1910 | Observations |
|---|---|---|---|---|---|---|
| **1° VIANDES et DENRÉES substituées à la viande** | | | | | | |
| Viande de bœuf, de veau, de mouton, kgr. . . . . | 7423 | 5873 | 4642 | 4001 | 4524 | |
| Porc frais . . . . | 409 | 154 | 301 | 249 | 200 | |
| Poisson frais . . | 135 | 612 | 526 | 551 | 829 | |
| Poisson salé . . | 8600 | 73 | 50 | 34 | 9.50 | |
| Lapin . . . . . . | » | 353 | 383 | 329 | 401 | |
| Oie . . . . . . . . | » | » | » | » | 7 | |
| Poulet (1 k. p. poul. | 302 | 341 | 153 | 406 | 308 | |
| Charcuterie . . . | 1500 | 1500 | 344 | 329 | 2 | |
| Œufs (2 œufs en remplacement d'une ration de viande ; transformation en poids à raison de 0 k. 150 pour 2 œufs). | 606 (8086) | 928 (13715) | 865 (11539) | 918 (12243) | 480 (6410) | |
| Totaux . . . . . | 8885 | 8335 | 7264 | 6817 | 6760 | |
| Effectifs (v. p. pré.) | 29378 | 25456 | 21996 | 20848 | 21267 | |
| Ration moyenne distribuée . . . | 0 k. 302 | 0 k. 327 | 0 k. 330 | 0 k. 327 | (a) 0 k. 318 | |
| **2° LÉGUMES SECS, Macaroni, Nouilles et Riz** | | | | | | |
| Ensemble . . . . | 2160 | 2154 | 1718 | 1710 | 2002 | |
| [illegible]tion moy. dist. | 0 k. 073 | 0 k. 084 | 0 k. 078 | 0 k. 082 | 0 k. 094 | |
| **3° POMMES de TERRE** | | | | | | |
| **[illegible] pour la marmite et Légumes frais ordinaires** | | | | | | |
| [illegible] | 7996 | 6933 | 9699 | 10396 | 11518 | |
| [illegible] | [illegible] | 0 k. 272 | 0 k. 440 | 0 k. 498 | 0 k. 541 | |
| **[illegible] et CONSERVES alimentaires** | | | | | | |
| **[illegible] petits pois)** | | | | | | |
| [illegible] | [illegible] | [illegible] | [illegible] | 1634 | 1702 | |
| [illegible] | [illegible] | [illegible] | [illegible] | [illegible] k. 078 | 0 k. 080 | |
| [illegible] | [illegible] | [illegible] | [illegible] | [illegible]0 | 391 | |
| [illegible] | [illegible] | [illegible] | [illegible] | [illegible]030 | 0 k. 018 | |
| **[illegible]re** | | | | | | |
| [illegible] | [illegible] | [illegible] | [illegible] | 9867 | 9628 | |
| [illegible] | [illegible] | [illegible] | [illegible] | 0,47 | 0,45 | |
| [illegible] | [illegible] | [illegible] | [illegible] | 3,29 | 3,15 | |

(a) Les œufs décomptés à raison de 2 pour 150 gr. de viande ont été remplacés en partie par de la viande en 1910.

## Appréciation, au point de vue financier, des améliorations apportées à l'alimentation.

| Catégories d'aliments | 1907 | 1908 | 1909 | 1910 | Observations |
|---|---|---|---|---|---|
| Pour un effectif qui a été de . . . . . . . . | 25456 | 21996 | 20848 | 21267 | |
| Il a été donné en supplément : | | | | | |
| 1° VIANDE de boucherie et DENREES substituées à la viande . | 636 k. | 615 k. | 521 k. | 340 k. | |
| représent. une valeur de | 929 fr. | 1151 fr. | 995 fr. | 578 fr. | |
| 2° LÉGUMES secs et Riz. Macaroni et nouilles . . | 280 k. | 110 k. | 187 k. | 446 k. | Valeurs minima, le décompte ayant porté sur le légume ou le dessert dont le prix d'achat est le moins élevé. |
| représent. une valeur de | 106 f.40 | 37 fr 39 | 60 fr.04 | 149 f 91 | |
| 3° POMMES de TERRE, Légumes pour la marmite et Légumes frais ordinaires . . . . . . | » | 3695 k. | 4711 k. | 5720 k. | |
| représent. une valeur de | » | 369 f. 50 | 424 fr. | 515 fr. | |
| 4° LÉGUMES frais, fins et CONSERVES alimentaires . . . . | 407 k. | -(88 k.) | 417 k. | 404 k | |
| représent. une valeur de | 162 f 92 | -(35f20) | 166 f.80 | 161 f.60 | |
| 5° DESSERTS au poids. . . | 102 k. | 264 k. | 146 k. | -(106k.) | |
| représent. une valeur de | 61 fr. | 158 fr. | 87 fr.60 | -(63,60) | |
| 6° DESSERTS au nombre. . | 4683 | 10800 | 8151 | 7868 | |
| représent. une valeur de | 140 fr | 324 fr | 244 fr | 236 fr. | |
| Totaux généraux des améliorations exprimées en valeur . . . . | 1399,32 | 2004,69 | 1977,44 | 1578,11 | |
| Ensemble . . . . . . . . | 6959 fr. 56 | | | | |
| Effectif total ayant pris part aux distributions de 1907 à 1910. . . . . | 895.67 | | | | |
| Taux moyen journalier de l'amélioration apportée pendant la période 1907-1910 . . . . . . . . | 0 fr. 08 | | | | |

Les prix moyens qui ont servi à déterminer le taux moyen journalier de l'amélioration apportée à l'alimentation depuis 1907 étant ceux des denrées que l'on se procure à meilleur compte (voir page 72), il en résulte que ce taux moyen (0 fr. 08) est inférieur au taux réel d'amélioration lequel peut être fixé à 0 fr. 10.

Si, comme il y a tout lieu de le supposer, ce taux de 0 fr. 10 représente l'amélioration moyenne de tous les hôpitaux, l'initiative laissée au personnel d'exécution depuis 1907 a été productrice d'un bien-être appréciable qui se chiffre par la somme de 200.000 francs environ chaque année (la statistique donne le chiffre de 6.000 comme effectif moyen des malades hospitalisés journellement dans les hôpitaux militaires.)

---

# FONCTIONNEMENT POSSIBLE D'UNE MASSE D'ALIMENTATION DANS LES HOPITAUX MILITAIRES.

Les résultats obtenus depuis 1907 montrent l'excellence du nouveau mode d'alimentation qu'il importe de rendre réglementaire (1) si le fonctionnement d'une masse est impossible ou insuffisamment précisé à l'heure actuelle.

Tous les efforts doivent tendre à l'organisation d'une masse en raison des avantages nombreux que présentent les allocations réelles sur les allocations fictives : avec les premières, les économies sont reportées d'un exercice sur le suivant; avec les secondes, ces mêmes économies restent acquises au Trésor.

Il semble que les dispositions ci-après sont de nature à permettre le fonctionnement d'une masse sans mécompte.

Les mesures proposées ont leurs bases sur le passé et forment la suite naturelle des mesures provisoires appliquées depuis 1907. Elles sont, en outre, un acheminement vers d'autres dispositions plus simples dont l'application est subordonnée à une connaissance plus

(1) La notice du 21 mars 1911 le rend réglementaire, à partir du 1er janvier 1912.

complète et plus intime, de la part de tout le personnel d'exécution (Médical et Administratif), des divers éléments qui constituent le nouveau mode d'alimentation (modes d'approvisionnement, préparation des mets, prescriptions alimentaires, relations entre les prix de revient et la répartition des malades entre les régimes, etc...)

### Fixation des taux des allocations réelles et journalières

Le fonctionnement pratique de la masse d'alimentation hospitalière ne différera pas dans ses grandes lignes de celui des autres masses. Le seul obstacle réside dans la difficulté rencontrée jusqu'ici dans la détermination d'allocations réelles en deniers correspondant aux besoins à satisfaire.

Actuellement, pour les motifs énoncés précédemment (voir page 41) nous devons envisager le fonctionnement de la masse à l'aide d'allocations journalières.

Les taux de ces allocations peuvent être déterminés comme suit :

### I. – Taux de base

Le taux de base sera, comme depuis 1907, le prix de revient de la journée d'alimentation en 1906.

### II. — Modifications au taux de base

(a) *Variations dans les prix des Denrées*

Le taux de base sera augmenté ou diminué d'après les différences constatées entre les prix des denrées adjugées pendant l'année considérée et les prix des mêmes denrées en 1906.

Les denrées achetées habituellement sur place, et, en particulier, les produits saisonniers ne donneront pas lieu à comparaison : c'est l'élément d'économie provenant de l'initiative du personnel de gestion ; c'est aussi, selon toute vraisemblance, un élément régulateur du prix de journée, susceptible d'amener, plus tard, l'allocation d'un taux permanent par hôpital.

Il est à remarquer, en effet, que les prix des produits saisonniers présentent une certaine fixité que l'on ne rencontre pas dans les produits adjugés et cette fixité relative s'explique par la manière dont les achats sont effectués.

La gestion se guide sur les prix des années précédentes et attend le moment le plus propice pour acheter au plus bas prix ; la période d'achat est prolongée ou diminuée suivant les circonstances ; dès qu'une hausse se produit, l'achat cesse ; au besoin, si la récolte est déficitaire, aucun achat n'est opéré.

Les denrées ainsi achetées sont par excellence des denrées de substitution et voici comment s'explique leur rôle régulateur :

Supposons un hôpital dont le prix moyen de l'année de base est de 1 fr. Les denrées adjugées l'année suivante font porter le taux à 1 fr. 15. Les prix des denrées saisonnières variant peu pour les motifs énoncés précédemment, la gestion remplacera fréquemment les aliments ordinaires par des aliments de substitution ; il y a là une source d'économies et ces économies ne seront pas toutes absorbées par les améliorations apportées à l'alimentation. En fin d'année, le prix moyen sera inférieur au prix alloué.

Une autre année, les denrées adjugées font abaisser le taux à 0 fr. 95. Les substitutions se feront plus rares et produiront une économie beaucoup moindre ; dans certains cas, les denrées de substitution donneront des rations d'un prix plus élevé que celui de l'aliment ordinaire. Le prix de revient réel aura tendance à être supérieur au prix alloué.

D'où, pour chaque hôpital, une orientation vers un prix moyen non sujet à modification chaque année.

### (b) *Variations dans les proportions des malades par grade*

Le prix moyen, déterminé comme il est indiqué ci-dessus, donnera naissance à des taux distincts par grade, conformément aux règles adoptées pour l'année 1911 et rendues réglementaires à partir de 1912.

Les petits hôpitaux auront la faculté de demander, en fin d'année, des allocations complémentaires, le cas échéant.

### (c) *Variations dans la répartition des malades entre les régimes*

Pour les motifs déjà énoncés (voir page 60) il n'est pas à craindre que la répartition des malades entre les régimes soit plus onéreuse que celle constatée en 1906 ; il ne sera donc pas tenu compte de cette cause de variations des prix de journée. Mais comme les économies réalisées de ce chef subissent des variations indépendantes de la volonté des médecins traitants, il serait utile de conserver, comme élément de comparaison, la proportion, par degré, des malades traités en 1906. Cette manière de faire faciliterait l'emploi judicieux des économies et, accessoirement, permettrait ultérieurement de rechercher s'il existe une certaine fixité dans la répartition des malades entre les régimes à prix supérieurs et inférieurs au prix moyen (voir page 40).

## III. — Règles générales de fonctionnement de la masse.

La masse d'alimentation d'hôpital repose plus qu'aucune autre sur l'initiative du personnel chargé de sa gestion. Son fonctionnement implique de la part du Ministre, agent supérieur d'exécution de la Nation, une confiance complète dans le dévouement et l'intégrité des agents d'exécution sous ses ordres.

Tandis que dans les autres masses les modalités des besoins sont prévues, appréciées et tarifées d'avance, dans la masse d'alimentation d'hôpital, la gestion opère avec des données moyennes, des données statistiques. Cette masse constitue un instrument délicat, un instrument de précision qui exige de ceux qui le manient une attention soutenue et une connaissance complète à la fois et des rouages de la masse et des contingences extérieures qui influent sur son fonctionnement.

La confiance dans les agents d'exécution est donc à la base du système préconisé. Il ne s'agit pas, d'ailleurs, d'une confiance aveugle et des mesures doivent être édictées afin de sauvegarder les droits des malades et les droits de l'Etat et de mettre l'honorabilité des agents d'exécution à l'abri des suspicions injustifiées.

*Droits des malades et droits de l'Etat.*

Les droits des malades et ceux de l'Etat sont garantis par l'application des règles posées par le Ministre dès 1907 :

Droits des malades : en aucun cas, la ration du malade ne pourra être inférieure à celle prévue par l'ancien tarif alimentaire (en dehors bien entendu des prescriptions spéciales du médecin).

Droits de l'Etat : la dépense annuelle ne devra point dépasser celle qu'aurait entraînée l'application de l'ancienne méthode d'alimentation (les taux d'allocation sont établis d'après ce principe).

*Garanties des Agents de gestion contre toute suspicion injustifiée.*

Les Agents de gestion (1), dans les limites imposées

(1) Médecins-chefs et Officiers d'Administration gestionnaires.

par le Ministre pour la garantie des droits des malades et des droits de l'Etat, ont l'initiative la plus large pour le choix des denrées alimentaires et pour les quantités à distribuer aux parties prenantes aux régimes communs.

Des dispositions réglementaires doivent être prises pour que, d'une part, aucun abus ne puisse naître et rester impuni et que, d'autre part, aucune insinuation malveillante ne reste sans sanction.

*Des Achats*

Les achats sont effectués, soit auprès des adjudicataires, soit auprès des commerçants de la localité, soit au marché.

Quel que soit le mode suivi, tout achat est parfait et exempt de toute critique lorsque les 3 éléments constitutifs ci-après sont bien déterminés :

1° Quantité
2° Qualité } de la denrée achetée.
3° Prix d'unité

La Commission de réception de l'hôpital doit être appelée à se prononcer sur ces trois éléments et être rendue responsable de toute négligence commise par elle dans cette partie du service.

Indépendamment des renseignements personnels de chacun de ses membres, la Commission disposera, pour l'appréciation des prix d'unité des denrées achetées sur place, des mercuriales, des renseignements fournis par es municipalités et les chambres de commerce ; elle se reportera en outre, aux prix payés par l'établissement les années précédentes.

Au sujet des achats sur place, on ne saurait trop attirer l'attention sur la nécessité de posséder dans chaque hôpital, un infirmier acheteur expérimenté. Dans beaucoup d'hôpitaux cette partie du service laisse à désirer et la pénurie du personnel influe sur les résultats obtenus. Si l'Etat compte, à bon droit, sur le dévouement de ses agents, ces derniers doivent avoir la certitude que l'Etat n'hésite pas à mettre à leur disposition les moyens *indispensables* à l'exécution du service qui leur est confié.

### *Des consommations*

Les consommations sont effectuées d'après les prescriptions des médecins-traitants et les indications des menus.

Les relevés particuliers et les menus servent à contrôler les quantités portées en sortie chaque jour dans les comptes.

Le contrôle de cette partie du service est relativement facile ; tout le personnel de l'hôpital y participe : les malades, les infirmiers des salles, les médecins-traitants, les cuisiniers et le personnel de la dépense. La gestion, à la condition d'avoir le personnel nécessaire, peut régler le service de manière que les hommes chargés des réceptions et des distributions ne soient pas chargés de l'emploi des denrées, ni même de l'inscription des opérations sur les relevés définitifs de consommation.

Cette division du travail a pour effet d'empêcher tout abus et en même temps d'écarter toute suspicion.

### *Des justifications*

Dès que les services d'achat et de consommation sont logiquement organisés, les justifications sont faciles. Elles consistent dans l'inscription des entrées et des sorties sur les registres fondamentaux. Elles prennent ainsi la place qui leur revient, c'est-à-dire la place secondaire.

Jusqu'ici l'exécution, qui représente la partie active de tout service, a passé au second plan dans l'organisation administrative. Le service de contrôle sur pièces a pris un développement démesuré, d'où multiplication des pièces, extraits, registres. On s'occupe moins des matières dont on a la gestion que des chiffres, car c'est par les chiffres que, finalement, sont jugées les gestions.

Il y aurait donc lieu de bannir dans le fonctionnement de la masse d'alimentation d'hôpital, toutes pièces non indispensables, c'est-à-dire toutes les pièces qui font double emploi avec des pièces ou documents de base.

### *Réception et justification des fonds de la masse.*

Les taux d'alimentation correspondent à la dépense journalière moyenne de l'année, par suite, la liquidation définitive ne peut être effectuée qu'en fin d'année : la liquidation sera donc annuelle et non trimestrielle.

Les fonds seront perçus par mois sur production d'états évaluatifs établis par l'officier gestionnaire et visés par le médecin-chef.

*La masse d'alimentation et les autres services de consommation des hôpitaux.*

Le fonctionnement d'une masse d'alimentation exige l'application de la masse aux autres services de consommation des hôpitaux. Cette transformation ne présente aucune difficulté sérieuse tandis que le maintien des errements actuels entraînerait l'existence de deux comptabilités dans les hôpitaux, c'est-à-dire une complication nouvelle au lieu de la simplification désirée par tous.

*Grande Imp. du Centre — Herbin, Montluçon*

www.ingramcontent.com/pod-product-compliance
Ingram Content Group UK Ltd.
Pitfield, Milton Keynes, MK11 3LW, UK
UKHW020205200726
13856UKWH00003B/1206

9 782011 945211